食事療法 おいしく続ける シリーズ

おかずレパートリー

過敏性腸症候群

急な下痢
つらい便秘

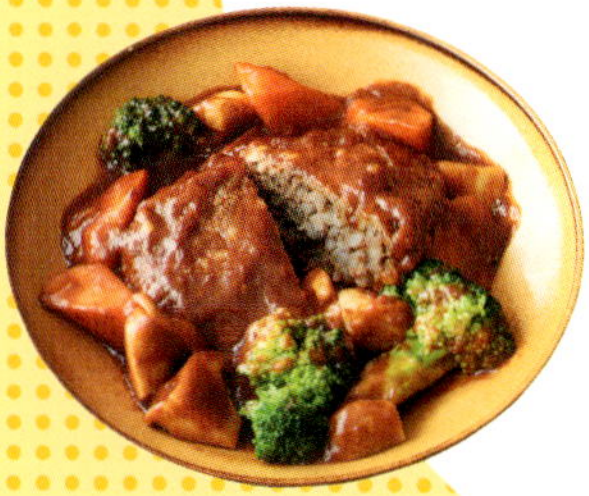

女子栄養大学出版部

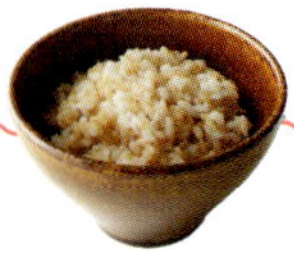

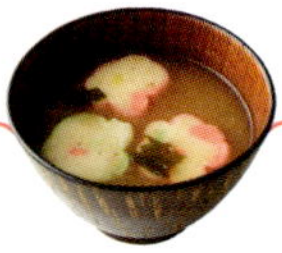

はじめに

過敏性腸症候群は、一般人口の1～2割のかたに発症しますが、病気と考えなくてだいじょうぶです。感受性のよい人に発生する症状であり、ストレスに対する腸管の反応として受けとめ、心配しすぎないことをおすすめします。

胃腸は考える臓器であり、大脳と同じ神経細胞が2層にびっしりと敷き詰められていますが、その数は大脳の神経細胞の数と同じであるため、「第2の脳」と呼ばれています。この胃腸の神経細胞は自律神経を介して、大脳の神経細胞とつながってネットワークを形成しているため、頭で感じたストレスが腸管の運動異常を引き起こし、下痢や便秘の症状を発生させます。

感受性がよく、腸も敏感なので、ストレスがあると過敏性腸症候群の症状が出やすいだけであると、ぜひプラス思考でとらえてください。つまり、①なにごとにも100点を目指さず、75点で満足するように努める。②自分で75点と思っても、他者から見れば100点以上かもしれないと考える。③症状が完全に消失しないことがあっても、日常生活を維持できるのであればだいじょうぶと考える。以上の3点を、私は「75点主義のすすめ」と呼び、患者さんにすすめています。

過敏性腸症候群の下痢や便秘のコントロールに重要なことは、①規則正しい生活習慣、②適度な運動による自律神経のバランスのコントロール、③腸内環境をととのえるための食事療法、以上の3点です。

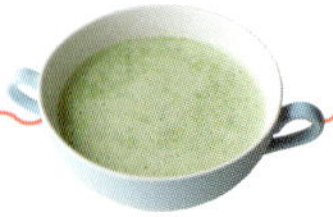

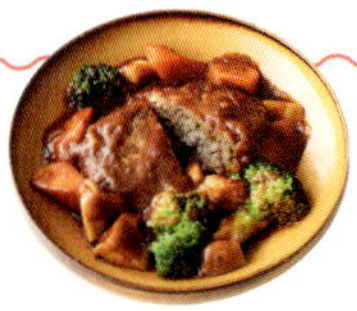

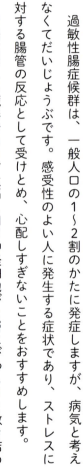

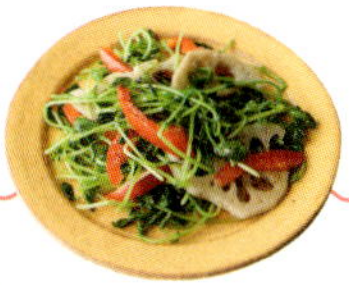

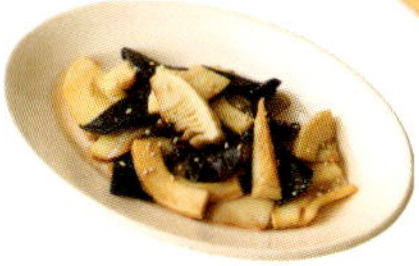

食事療法では、食物繊維を充分に摂取することが最も重要です。食物繊維には水溶性と不溶性の2種類があり、前者は下痢をかためて有形便にしてくれる効果が、後者は便の量を増加させて大腸の蠕動《ぜんどう》運動を促し、排便を容易にする効果が期待できます。さらに、発酵食品やオリゴ糖を含む食品を摂取することで、腸管内の善玉菌が増加し、下痢や便秘を改善する効果も期待できます。

さらに重要なことは、これらの食物繊維をストレスなくおいしく摂取できるかどうかです。食事自体が楽しく、ストレスの解消になることが過敏性腸症候群の治療上で重要です。

本書には、食物繊維たっぷりで、腸内環境をととのえる発酵食品やオリゴ糖を使ったメニューが満載です。さらに、おいしく食べるためのくふうとアドバイス、そして視覚的にも食欲をそそるレシピが収録されており、「過敏性腸症候群におけるストレスのない食事療法」として高く評価できると思います。ぜひ、試していただきたいと考えています。

医療法人社団 さくらライフ
さくらライフ錦糸クリニック 院長
松枝 啓

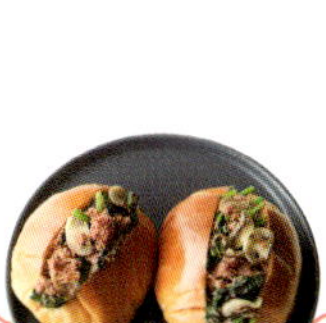

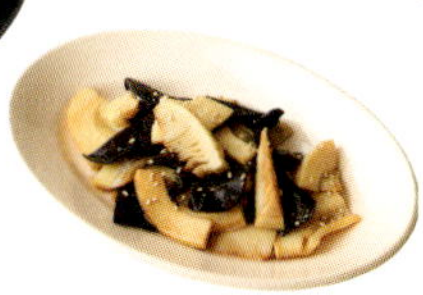

CONTENTS

第3章 小さなおかず

野菜のおかず

野菜はゆでてストックしましょう

きのこのおかず

きのこはいためてストックしましょう

海藻・豆のおかず

スープ

第4章 ごはん・めん類・パン

ごはん

めん類

ぶっかけモロヘイヤそば……72
しらたき野菜ラーメン……73
きんとき豆のミートソーススパゲティ……74
きのこクリームペンネ……75

パン

アボカドとごぼうのサンドイッチ……76
コンビーフとほうれん草、きのこのソテーサンド……77

Column 簡単スイーツ

バナナブルーベリーマフィン……78
キウイスムージー……79
かんてんとレンズ豆のチェー……79
甘酒豆乳きな粉かんてん……80
りんごとプルーンのワイン煮……80

第5章 おかずの組み合わせ例

かしこい献立の立て方……82
朝食のおすすめ献立例……84
昼食のおすすめ献立例……86
夕食のおすすめ献立例……88
過敏性腸症候群で気になるQ&A……90
栄養成分値一覧……92

材料(2人分)

もめん豆腐	小1丁(200g)
豚バラ肉	50g
ゴーヤー	½本(100g)
塩	少量
大豆もやし	50g
しめじ類	½パック(45g)
糸かんてん	乾5g

各レシピの材料を一目見て、食物繊維を多く含む食材がどれなのかわかるように、文字の色を変えています。手に入らないとき、苦手なときなどは、ほかの食物繊維を多く含む食材にかえて作ってください。また、便秘の症状が強いときは、食物繊維を多く含む食材を減らすとよいでしょう。

決まりごと

- 1人分のエネルギー、食物繊維、塩分を掲載しています。くわしくは「栄養成分値一覧」(92〜95ページ)を参照してください。
- 食品(肉、魚介、野菜、果物)の重量は、特に表記がない場合はすべて正味重量です。正味重量とは、皮、骨、殻、芯《しん》、種など、食べない部分を除いた、実際に口に入る重量のことです。
- 材料の計量は、標準計量カップ・スプーンを使用しました。1カップ＝200mℓ、大さじ1＝15mℓ、小さじ1＝5mℓです。
- フライパンはフッ素樹脂加工のものを使用しました。火加減は、特に記載がない場合は「中火」です。
- 電子レンジは600Wのものを使用しました。お使いの電子レンジのW数がこれより小さい場合は加熱時間を長めに、大きい場合は短めにして、様子を見ながら加減してください。
- 調味料は塩＝精製塩、砂糖＝上白糖、酢＝穀物酢、しょうゆ＝濃い口しょうゆ、みそ＝淡色辛みそや赤色辛みそを使っています。
- だしは特記のある場合を除き、こんぶとカツオ節でとったものです。だしのもとを使ってもかまいません。

第1章

過敏性腸症候群の病気と食事の基礎知識

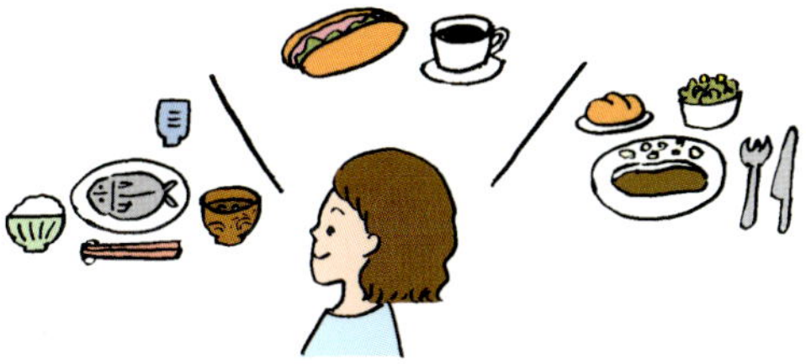

「過敏性腸症候群」はストレスが原因で生じる
現代特有の病気です。病気のメカニズムを正しく知り、
食生活のポイントをおさえることが重要です。
規則正しい食生活を送り、症状を改善させましょう。

過敏性腸症候群ってどんな病気？

A 便秘や下痢を慢性的にくり返します

便通異常の自己チェックシート

下痢もしくは便秘が続いている（またはくり返す）

▼

- □ おなかが痛い
- □ おなかが張っている
- □ おなかがゴロゴロ鳴る
- □ ガスがたまった感じになる

左記の症状が**1つ以上**ある

▼ はい

便に血が混じることがある（はい ▶）

▼ いいえ

最近やせてきた（体重が減少してきた）（はい ▶）

▼ いいえ

夜中におなかが痛くて目覚めることがある（はい ▶）

▼ いいえ

ストレス（睡眠不足、疲労、緊張状態など）を感じると、下痢や便秘がよりひどくなる（いいえ ▶）

▼ はい

過敏性腸症候群の可能性があります

▶ 過敏性腸症候群ではないと思われます。他の胃腸疾患の可能性が疑われますので、医師にご相談ください。

出典：冊子『下痢症・便秘症と過敏性腸症候群』

腸に炎症や潰瘍《かいよう》などの異常はありません

過敏性腸症候群は、腹痛などの腹部不快感があり、下痢や便秘などの便通異常が慢性的にくり返される病気です。下痢型、便秘型のほかに、下痢と便秘が交互に起こる混合型があります。

以前は、過敏性大腸炎、過敏性大腸症候群などと呼ばれていましたが、大腸だけでなく小腸にもかかわることから、過敏性腸症候群と呼ばれるようになりました。

腸の動きが亢進《こうしん》（高ぶる）、あるいは抑制されることで過敏性腸症候群の症状は生じますが、レントゲンや内視鏡などの腸の検査をしても、炎症や潰瘍がみられません。腸の形態の障害ではありませんが軽く見ずに、じょうずにコントロールしましょう。

過敏性腸症候群の悪循環

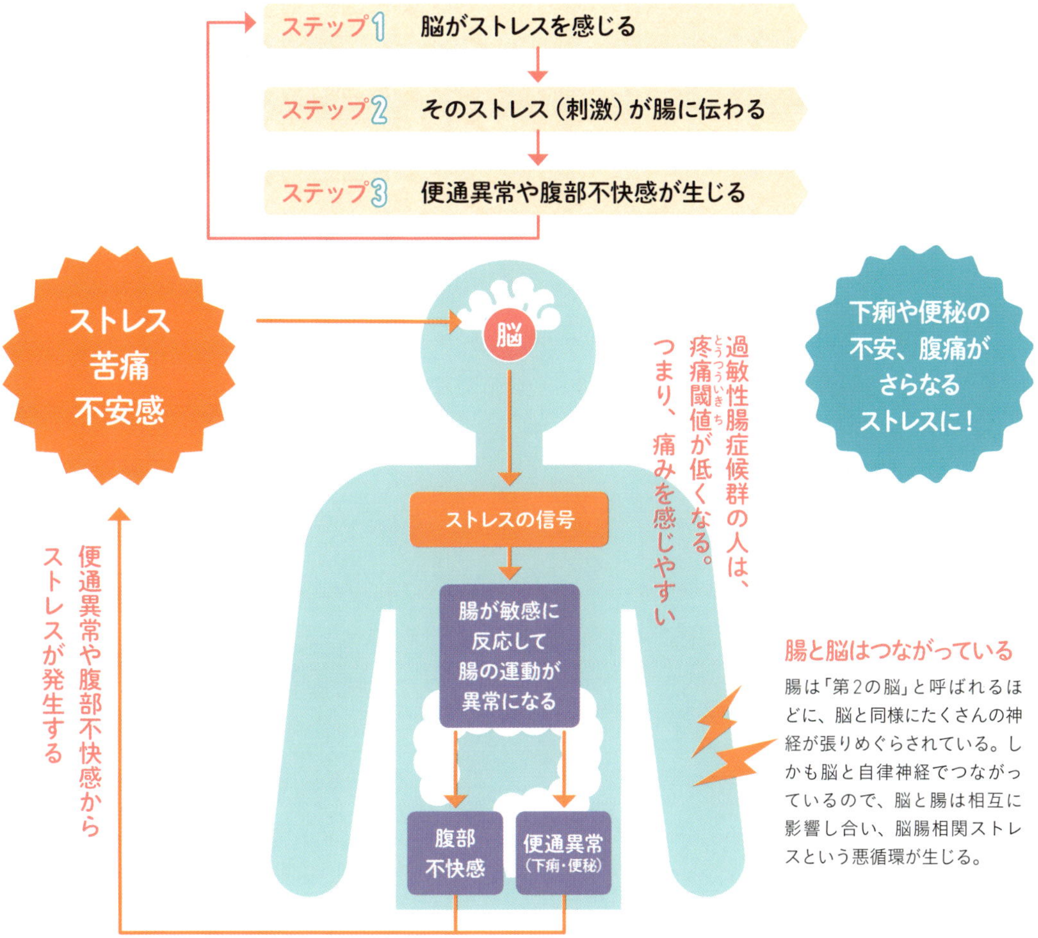

腸と脳はつながっている

腸は「第2の脳」と呼ばれるほどに、脳と同様にたくさんの神経が張りめぐらされている。しかも脳と自律神経でつながっているので、脳と腸は相互に影響し合い、脳腸相関ストレスという悪循環が生じる。

ストレスが原因の現代病 悪循環に要注意！

過敏性腸症候群の原因はストレスです。脳がストレスを感じると、その刺激は自律神経を通じて腸に伝わります。そうすると、腸が収縮し、血液の流れが悪くなります。腸の働きは亢進または低下し、下痢や便秘、腹痛といった症状が出ます。

さらに、生じた下痢や便秘、腹痛によってさらなるストレスが発生し、そのストレスが脳に伝わることで悪循環に陥ります。しかも、過敏性腸症候群の人は、痛みを感じやすくなっている、いわば知覚過敏の状態なので悪循環が広がりやすいともいえます。

過敏性腸症候群は、男性よりも女性に多く、20～30代、70歳以上に多くみられます。また、ものごとに敏感な人や繊細な人にも多くみられます。

食事で気をつけたいことは？

A

1日3食、食物繊維をしっかりとる

1 食事は1日3食、同じ時間帯に

食事の時間を一定にし、1日3食きちんととりましょう。通勤や通学途中での便意の不安から、朝食を抜く人がいますが、朝食をとることで排便のリズムがととのいます。夜遅い時間の食事は、胃腸に負担をかけるので控えましょう。

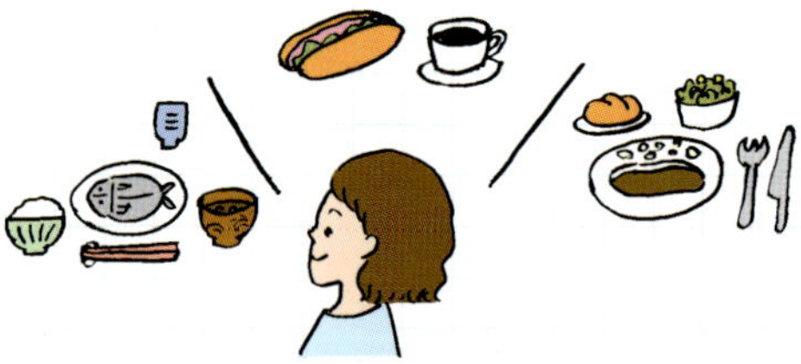

2 適量をバランスよく食べる

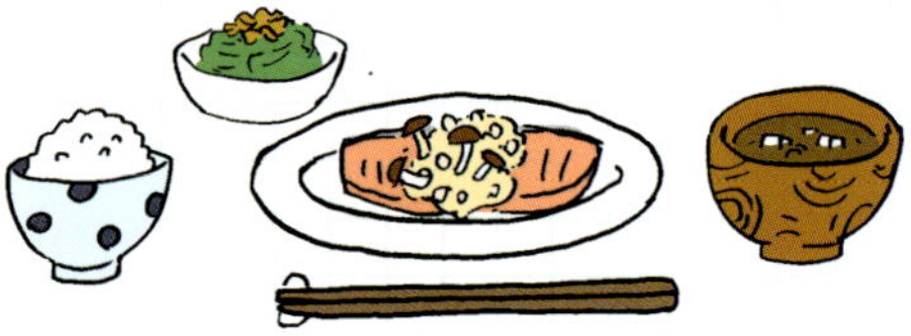

食べすぎや飲みすぎなどの暴飲暴食や、早食いやまとめ食いは、胃腸に負担をかけてしまうので、腸の運動によくありません。好きなものだけ食べるのも栄養が偏ってしまいます。胃腸をいたわるよう、食べる量やスピードに注意しましょう。

3 食事はよく噛《か》み、楽しく！

ながら食いもよくありません。たとえ時間が短くても、食事時間をしっかり確保し、ゆっくり噛んで食べるようにしましょう。また、食事は1人よりも、家族や友人などだれかといっしょのほうが楽しく、リラックスして食べられ、ストレス軽減につながります。

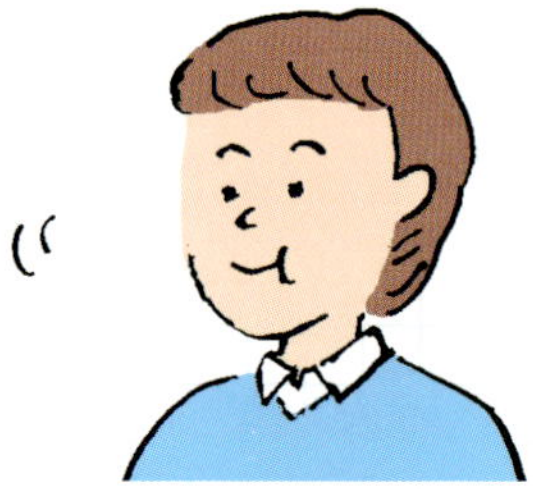

規則正しい食事が腸の運動のリズムを作る

胃から送られてきた食べ物を腸が消化・吸収し、不要なものが便として排出されます。

下痢は、大腸の働きが高ぶり、水分の吸収が充分ではないうちに便が排出されてしまったものです。便秘は、腸の蠕動運動《ぜんどううんどう》(腸が拡張と収縮をくり返す動き)が弱くなったり、頻度が減少したりすると生じます。

下痢も便秘も腸の運動のリズムをよくすることが重要。食事のリズムがととのうと、腸の運動や排便のリズムも乱れにくくなるので、1日3食、規則正しく食事をとることがたいせつです。時間にも心にもゆとりを持って食事をすると、生活そのもののリズムがととのいます。

食物繊維をたくさんとり、腸の働きをよくする

過敏性腸症候群の人に心がけてほしいのは、食物繊維の摂取。食物繊維には水溶性と不溶性の2種類があり、それぞれ働きが異なります（下記参照）。

食物繊維の摂取量は生活習慣病予防のために目標量が18〜69歳の男性で1日20g以上、女性18g以上と設定されていますが、平成28年「国民・健康栄養調査」では1日平均14・2gと不足しています。

食物繊維は、腸の蠕動運動を活発にします。不溶性食物繊維で便のかさが増すとそれが刺激となり、大腸の蠕動運動が起こります。便の水分量も増え、便秘の改善につながります。食物繊維は不溶性、水溶性が便秘、下痢それぞれの症状への働きかけが違いますが、どちらかに偏ることなく、2対1の割合でとるのが理想的です。いろいろな食材からバランスよくとって症状を改善しましょう。

1日にとりたい食物繊維量は20g

水溶性食物繊維

腸内の善玉菌を増やす効果があり、おなかの中でゲル状のやわらかい便を作る働きがあります。便がかたくなりがちな人、便秘の予防に効果があります。腸内の水分を調整する働きもあるので、下痢の場合にも有効です。きのこ、海藻、果物などに多く含まれます。

［水溶性食物繊維を多く含む食材］

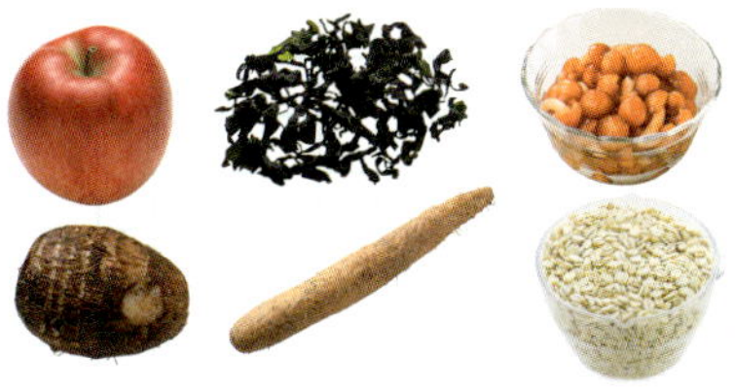

不溶性食物繊維

便のかさを増やし、便の排泄を促します。また、腸の蠕動運動を活発にする働きもあり、一般的に便秘を予防します。ただし、腸の働きが弱まっていたり、敏感になっていたりする場合は、おなかが張る原因になるので、控えめにしたほうがよいです。腸内の水分を吸収するので、下痢の予防にも働きます。野菜、穀類、豆類に多く含まれます。

［不溶性食物繊維を多く含む食材］

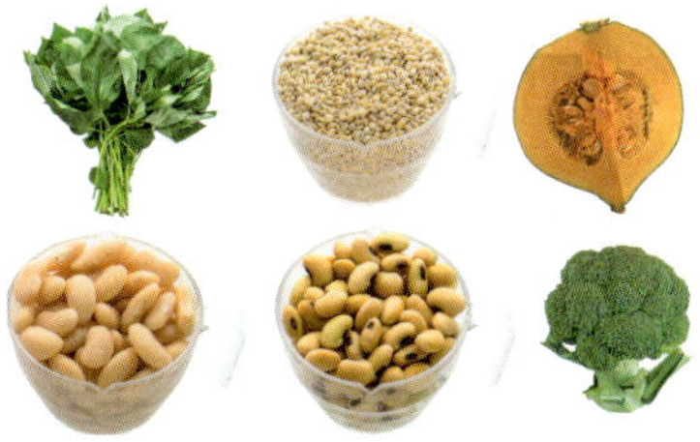

しっかりとると、便秘や下痢が改善します！

食物繊維をとりやすい食材

1食分に含まれる食物繊維量を知って、より多くの食物繊維の摂取を心がけてください。うれしいインデックス機能つきです。

野菜

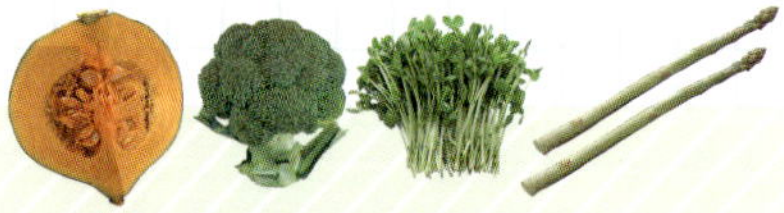

根菜や青菜には食物繊維が豊富。生よりも加熱したほうがカサが増し、たっぷり食べられ、消化にもよいのでおすすめです。野菜は1日350gを摂取しましょう。

食物繊維量

食材	食物繊維量
ねぎ（½本50g）	1.3g
水菜（1株40g）	1.2g
グリーンアスパラガス（3本60g）	1.1g
小松菜（⅙束60g）	1.1g
にんじん（⅓本45g）	1.1g
かぶ・根（1個70g）	1.0g
かぶ・葉（1個分35g）	1.0g
スナップえんどう（5本35g）	0.9g
にら（⅓束30g）	0.8g
ヤングコーン（3本30g）	0.8g
れんこん（¼個40g）	0.8g
さやいんげん（3本30g）	0.7g
さやえんどう（10枚20g）	0.6g
パプリカ（¼個30g）	0.5g
ブロッコリースプラウト（1パック20g）	0.4g
モロヘイヤ（½束50g）	3.0g
ごぼう（⅓本50g）	2.9g
芽キャベツ（3個45g）	2.5g
かぼちゃ（1/16個65g）	2.3g
豆苗（½袋50g）	1.1g
ブロッコリー（⅙個40g）	1.8g
ほうれん草（3株60g）	1.7g
ゆで竹の子（⅓個50g）	1.7g
春菊（¼束50g）	1.6g
枝豆（30g）	1.5g
オクラ（3本30g）	1.5g
カリフラワー（⅙個50g）	1.5g
グリーンピース（20粒20g）	1.5g
とうもろこし（⅓本50g）	1.5g
ゴーヤー（¼本50g）	1.3g

INDEX

小松菜	
小松菜のポタージュ	64ページ
ゴーヤー	
ゴーヤーチャンプルー	40ページ
ごぼう	
牛肉、ごぼう、まいたけのしぐれ煮	26ページ
根菜の和風ポタージュ	65ページ
アボカドとごぼうのサンドイッチ	76ページ
さやいんげん	
ミックスゆで野菜	50ページ
さやえんどう	
ひじきとひき肉の卵焼き	36ページ
春菊	
牛肉と野菜の甘辛いため	27ページ
焼きしいたけと春菊ののりあえ	52ページ
枝豆	
エビとエリンギのチリソースいため	29ページ
オクラ	
カジキとオクラ、とうもろこしのスープカレー	34ページ
かぼちゃ	
かぼちゃのカレー風味サラダ	47ページ
かぼちゃ入りラタトゥイユ	48ページ
カリフラワー	
鶏肉とひよこ豆のスープ煮	25ページ
きのことカリフラワーのペペロンチーノ	54ページ
グリーンアスパラガス	
カジキとアスパラガス、しいたけのホイル焼き	31ページ
アスパラガスの梅肉あえ	51ページ
グリーンピース	
ブロッコリーとズッキーニのスープ	63ページ

Q どんな食材をとるといいの？

A 食物繊維を含む、いろいろな食材をバランスよく

芋・芋加工品

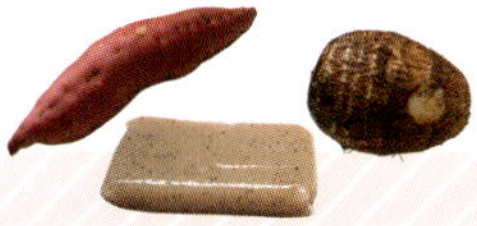

芋類は、食物繊維量が種類によって異なるので、多いものを選んで。また、ぬるぬるしている芋には水溶性食物繊維が豊富です。

食物繊維量

しらたき(¼袋50g)……1.5g
さつま芋(¼本45g)……1.3g
板こんにゃく(¼枚50g)……1.1g
里芋(1個45g)……1.0g
山芋(3〜4cm長さ50g)……0.5g

INDEX

こんにゃく	
牛肉、ごぼう、まいたけのしぐれ煮	26ページ
切りこんぶと大豆の煮物	59ページ
大豆のガーリックいため	61ページ
具だくさんみそ汁	66ページ
里芋	
鶏肉と根菜の中国風煮	24ページ
根菜の和風ポタージュ	65ページ
具だくさんみそ汁	66ページ
しらたき	
しらたき野菜ラーメン	73ページ
さつま芋	
いんげん豆とさつま芋のレモン煮	60ページ
さつま芋と切りこんぶ、豚肉の炊き込みごはん	69ページ
山芋	
ぶっかけモロヘイヤそば	72ページ

豆苗を育ててみましょう!

食物繊維も多く、安価な豆苗は、水耕栽培が可能。使ったあと、根本を3cmほど残して切り、豆の部分が水につからないように水をはります。1〜2日に1回は水をとりかえれば、2回収穫できます。

ブロッコリー	
ブロッコリーと豆のスパニッシュオムレツ	37ページ
鶏肉と野菜のトマトなべ	43ページ
ブロッコリーのマスタードあえ	49ページ
ブロッコリーとズッキーニのスープ	63ページ
ブロッコリースプラウト	
カツオのカルパッチョ	35ページ
ほうれん草	
しらたき野菜ラーメン	73ページ
コンビーフとほうれん草、きのこのソテーサンド	77ページ
水菜	
サバとなすのみそ煮	33ページ
モロヘイヤ	
イワシ団子とモロヘイヤの煮物	32ページ
モロヘイヤのかきたまスープ	63ページ
ぶっかけモロヘイヤそば	72ページ
ヤングコーン	
わかめと野菜のかんてん寄せ	58ページ
れんこん	
豆苗とれんこんの塩いため	46ページ

スナップえんどう	
スナップえんどうとベーコンの皮なしキッシュ	38ページ
ゆで竹の子	
豚肉と竹の子の高菜いため	23ページ
きくらげと竹の子のいため物	53ページ
豆苗	
凍り豆腐のピカタ	41ページ
豆苗とれんこんの塩いため	46ページ
とうもろこし	
カジキとオクラ、とうもろこしのスープカレー	34ページ
にら	
大豆の麻婆豆腐	39ページ
辛くない担々なべ	42ページ
魚介のエスニック風なべ	44ページ
キムチチャーハン	68ページ
にんじん	
もち麦入り煮込みハンバーグ	21ページ
鶏肉と根菜の中国風煮	24ページ
牛肉と野菜の甘辛いため	27ページ
白身魚のキムチわかめ蒸し	30ページ
さやいんげんとにんじんのピーナッツバターあえ	51ページ
ミネストローネ	62ページ
ねぎ	
ミックスピクルス	49ページ
具だくさんみそ汁	66ページ
パプリカ(赤・黄)	
魚介のエスニック風なべ	44ページ
ミックスピクルス	49ページ
ひよこ豆のスパイシーサラダ	60ページ

きのこ

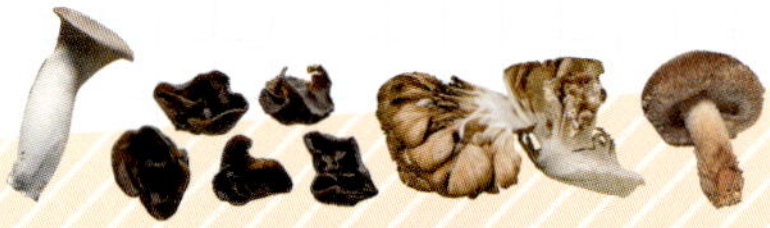

種類が豊富なきのこ。どのきのこも、低エネルギーで食物繊維が豊富。和洋中とどんな味つけにも合う便利な食材です。

食物繊維量

エリンギ（1本35g）…… 1.2g
きくらげ（乾5枚5g）…… 2.9g
マッシュルーム（3個24g）…… 0.5g
干ししいたけ（乾2枚6g）…… 2.5g
生しいたけ（3枚45g）…… 1.9g
しめじ類（½パック45g）…… 1.7g
なめこ（½袋50g）…… 1.7g
まいたけ（½パック45g）…… 1.6g
えのきたけ（½パック40g）…… 1.6g

INDEX

海藻

きのこと同様に低エネルギーで食物繊維が豊富。特に水溶性食物繊維をとることができます。塩蔵品や乾物はぜひストックを。

食物繊維量

棒かんてん（1本7g）……5.2g
糸かんてん（乾5g）……3.7g
切りこんぶ（5g）……2.0g
ひじき・ゆで（50g）……1.9g
粉かんてん（小さじ1・2g）……1.6g
生わかめ（30g）……1.1g
焼きのり（全型1枚3g）……1.1g
もずく（50g）……0.7g
刻みのり（0.5g）……0.2g

INDEX

糸かんてん	
豚肉と竹の子の高菜いため	23ページ
ゴーヤーチャンプルー	40ページ
粉かんてん	
わかめと野菜のかんてん寄せ	58ページ
甘酒豆乳きな粉かんてん	80ページ
棒かんてん	
イワシ団子とモロヘイヤの煮物	32ページ
かんてんとレンズ豆のチェー	79ページ
切りこんぶ	
切りこんぶと大豆の煮物	59ページ
切りこんぶのうの花煮	61ページ
さつま芋と切りこんぶ、豚肉の炊き込みごはん	69ページ
のり（刻み・焼き）	
焼きしいたけと春菊ののりあえ	52ページ
ぶっかけモロヘイヤそば	72ページ
ひじき	
ひじきとひき肉の卵焼き	36ページ
ひじきとしいたけの梅煮	59ページ
もずく	
モロヘイヤのかきたまスープ	63ページ
生わかめ	
白身魚のキムチわかめ蒸し	30ページ
わかめと野菜のかんてん寄せ	58ページ

大豆・豆類

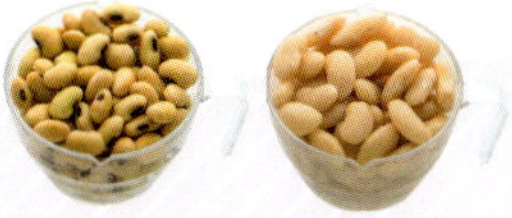

じつは、きのこや野菜よりも食物繊維が多く含まれます。サラダやスープにちょい足しもおすすめ。水煮やドライパックを常備しておくと便利です。

食物繊維量

いんげん豆・ゆで（½カップ75g）……10.0g
ミックスビーンズ・ゆで（½カップ70g）…8.9g
ひよこ豆・ゆで（½カップ70g）……8.1g
蒸し大豆（½カップ70g）……6.2g
レンズ豆・ゆで（½カップ65g）……6.1g
大豆・ゆで（½カップ70g）……4.8g
おから（½カップ35g）……4.0g
納豆（1パック40g）……2.7g
きんとき豆（½カップ75g）……10.0g
きな粉（大さじ1・5g）……0.9g

INDEX

いんげん豆	
ミネストローネ	62ページ
白いんげん豆のポタージュ	65ページ
おから	
おからのポテトサラダ風	47ページ
切りこんぶのうの花煮	61ページ
きな粉	
甘酒豆乳きな粉かんてん	80ページ
きんとき豆	
きんとき豆のミートソーススパゲティ	74ページ
大豆	
大豆の麻婆豆腐	39ページ
大豆のガーリックいため	61ページ
納豆	
ぶっかけモロヘイヤそば	72ページ
ひよこ豆	
鶏肉とひよこ豆のスープ煮	25ページ
ひよこ豆のスパイシーサラダ	60ページ
ミックスビーンズ	
きのこと豆のサラダ	57ページ
ミックスビーンズのピラフ	70ページ
レンズ豆	
かんてんとレンズ豆のチェー	79ページ

穀類

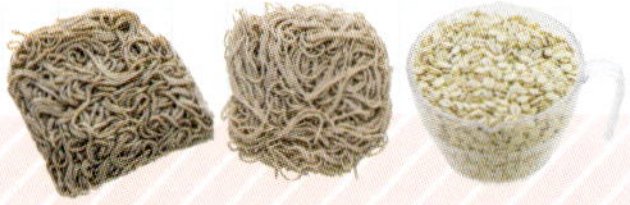

大麦や雑穀を精白米に混ぜるなど、食物繊維が豊富な穀類を主食にすると、食物繊維を効率よく摂取できます。めん類ではそばがおすすめです。

食物繊維量

そば・ゆで（200g）……4.0g
ライ麦パン（60g）……3.4g
オートミール（30g）……2.8g
発芽玄米ごはん（150g）……2.7g
もち麦ごはん（150g）……2.5g
玄米ごはん（150g）……2.1g
胚芽精米ごはん（150g）……1.2g
雑穀ごはん（150g）……1.2g
もち麦（乾9g）……1.2g
雑穀（乾9g）……0.5g

INDEX

雑穀	
雑穀イカ飯	71ページ
そば	
ぶっかけモロヘイヤそば	72ページ
胚芽精米	
さつま芋と切りこんぶ、豚肉の炊き込みごはん	69ページ
発芽玄米	
ミックスビーンズのピラフ	70ページ
もち麦	
もち麦入り煮込みハンバーグ	21ページ
ひよこ豆のスパイシーサラダ	60ページ
小松菜のポタージュ	64ページ
キムチチャーハン	68ページ
バナナブルーベリーマフィン	78ページ
ライ麦パン	
アボカドとごぼうのサンドイッチ	76ページ

もち麦をゆでておくと便利

食物繊維量が穀類の中でもトップクラスのもち麦。ごはんに混ぜて炊くのはもちろん、ゆでて冷蔵保存（3〜4日保存可）しておけばサラダやスープに入れて手軽に食物繊維をとることができます。

果物

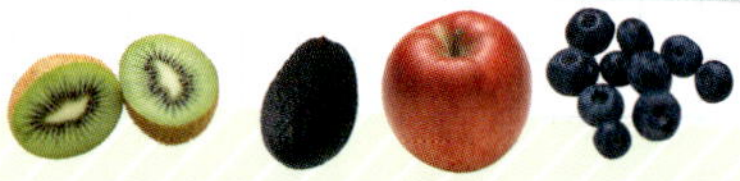

果物に含まれる食物繊維のペクチンは、完熟していると水溶性食物繊維として、未熟だと不溶性食物繊維として働きます。ドライフルーツは少量でも食物繊維が豊富です。

食物繊維量

アボカド（½個70g）……3.7g
栗（5個70g）……2.9g
キウイフルーツ（1個70g）……1.8g
すもも、プルーン（乾3個24g）……1.7g
きんかん（3個30g）……1.4g
りんご（¼個50g）……1.0g
ラズベリー（20粒20g）……0.9g
あんず（乾1個8g）……0.8g
マンゴー（¼個65g）……0.8g
ブルーベリー（20個20g）……0.7g
バナナ（½本50g）……0.6g

INDEX

アボカド	
アボカドの豚肉巻き　焼きトマト添え	22ページ
アボカドとごぼうのサンドイッチ	76ページ
あんず（乾）	
かんてんとレンズ豆のチェー	79ページ
キウイフルーツ	
キウイスムージー	79ページ
バナナ	
バナナブルーベリーマフィン	78ページ
キウイスムージー	79ページ
ブルーベリー	
バナナブルーベリーマフィン	78ページ
プルーン	
かぼちゃのカレー風味サラダ	47ページ
りんごとプルーンのワイン煮	80ページ
りんご	
りんごとプルーンのワイン煮	80ページ

ほかにもおすすめ！

発酵食品やオリゴ糖を含む食品

発酵食品やオリゴ糖を含む食品には、整腸作用があるので、
過敏性腸症候群のかたは、ぜひ積極的に摂取しましょう。

発酵食品

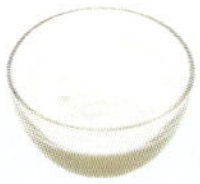
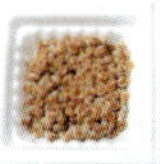
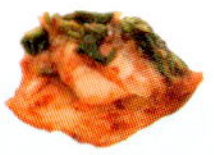

乳酸菌や麹《こうじ》菌などの微生物や酵素が食材を発酵させています。発酵食品は、腸内の善玉菌を増やし、腸内細菌のバランスをととのえる効果が期待できます。

● 甘酒

米と米麹から作られる発酵食品で、食物繊維やオリゴ糖も含んでいます。酒《さけ》粕《かす》で作る甘酒には、発酵食品の働きがありませんので注意を。

● みそ

大豆を麹菌で発酵させています。一回あたりの使用量は少ないですが、みそ汁などでとりましょう。

● キムチ

乳酸菌による発酵を利用した漬物。塩分も多いので、食べすぎには注意しましょう。日本のぬか漬けも乳酸発酵しています。

● ヨーグルト

牛乳を乳酸菌で発酵させたヨーグルトは、整腸作用が期待できます。乳酸菌を使っている乳酸菌飲料もおすすめ。

● 納豆※

大豆を納豆菌で発酵させている、日本の発酵食品。納豆菌を摂取することで、乳酸菌などの善玉菌を増殖させたり、安定させたりする働きがあります。

INDEX

みそ	
サバとなすのみそ煮	33ページ
辛くない坦々なべ	42ページ
具だくさんみそ汁	66ページ
ヨーグルト	
きのこと豆のサラダ	57ページ
キウイスムージー	79ページ

甘酒	
甘酒豆乳きな粉かんてん	80ページ
キムチ	
白身魚のキムチわかめ蒸し	30ページ
きのこのキムチあえ	57ページ
キムチチャーハン	68ページ

※納豆のインデックスは、15ページを見てください。

オリゴ糖を含む食品

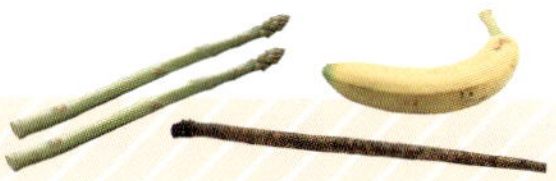

オリゴ糖は糖質の一種ですが、体内で吸収されにくい難消化性のものは食物繊維に分類されます。発酵食品といっしょに摂取すると、腸内の善玉菌の餌となるので善玉菌を増やすのに役立ちます。便秘解消への効果が期待されます。

● グリーンアスパラガス※　● ごぼう※
● 玉ねぎ　● バナナ※　● はちみつ

INDEX

はちみつ	
牛肉と野菜の甘辛いため	27ページ
ミックスピクルス	49ページ
キウイスムージー	79ページ
りんごとプルーンのワイン煮	80ページ

玉ねぎ	
鶏肉とひよこ豆のスープ	25ページ
サケのムニエル	28ページ
ブロッコリーとベーコンの皮なしキッシュ	38ページ
かぼちゃ入りラタトゥイユ	48ページ
小松菜のポタージュ	64ページ
ミックスビーンズのピラフ	70ページ
きんとき豆のミートソーススパゲティ	74ページ

※グリーンアスパラガス、ごぼう、バナナのインデックスは、12ページや16ページを見てください。

症状が強いときは、特に注意を！

この本のレシピは、過敏性腸症候群の下痢型、便秘型の両方のかたに対応しています。
食事について、あまり神経質になりすぎる必要はありませんが、
それぞれの症状が強いときは、次のことに気をつけるとよいでしょう。

下痢の症状が強いときの注意

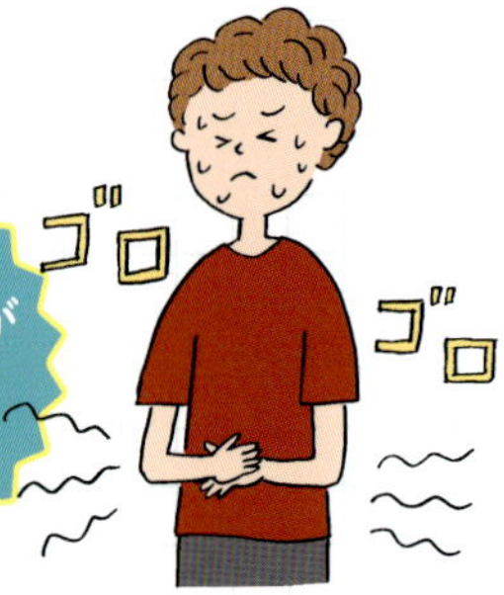

1 水溶性食物繊維の多い食材をとる

海藻や果物に多く含まれる水溶性食物繊維のペクチンには、下痢でゆるんだ便をかためる作用があります。果物ではりんごがおすすめ、バナナは避けてください。

2 消化のよいものを食べる

鶏肉なら脂質の少ない胸肉やささ身、魚なら白身魚がおすすめです。野菜では繊維のやわらかいものが消化がよいです。にんじん、ほうれん草、大根、かぶ、玉ねぎ、かぼちゃなどがおすすめです。

3 脂肪は少なめに

脂肪が多いと消化に時間がかかり、腸に負担がかかるので、脂肪の少ない部位を選び、油の使用量は控えめに。

4 野菜は細かく切る

食材はなるべく小さく切って調理すると、消化がよくなります。かたい茎などは細かく刻み、葉野菜はやわらかい葉先を使いましょう。また、やわらかく煮てください。

5 刺激の強いものは避ける

腸に刺激となるような辛いものや冷たいもの、炭酸飲料、アルコールなどは避けましょう。にんにくや香辛料なども使うときは使用量を少なめに。

便秘の症状が強いときの注意

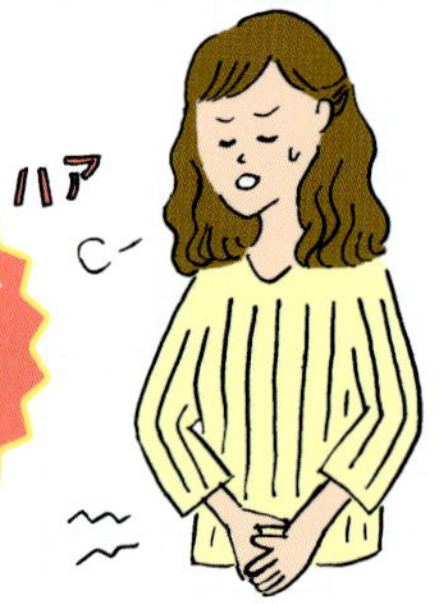

1 食物繊維をバランスよく

食物繊維が不足すると生じる便秘。水溶性と不溶性の2種類の食物繊維をバランスよくとりましょう。どちらかに偏ると、便秘が悪化する原因になることも。

2 水分をとる

便秘のときは、便が腸管内に長く停滞するため腸から水分が過剰に吸収され、便がかたく出にくくなります。水やお茶などを一日あたり1.5〜2リットルとり、腸内の水分不足を補いましょう。

3 油脂を適量とる

脂肪に含まれる脂肪酸には、腸を刺激して蠕動《ぜんどう》運動を促す働きがあります。また、オリーブ油などの植物性油脂は、便の滑りをよくしてくれるので、便秘改善に期待できます。適度に油脂をとりましょう。

4 マグネシウムやカリウムをとる※

マグネシウムには便をやわらかくする働きが、カリウムには腸の筋肉を活発にする働きがあります。つまり、腸の蠕動運動を助ける働きが期待できます。

5 オリゴ糖を含む食材をとる

便秘のときは、腸内環境が悪化している可能性もあります。小腸では消化されにくく、大腸で吸収されるオリゴ糖は、腸内にいる善玉菌の餌となるので、善玉菌を増やし、腸内環境をととのえます。

※マグネシウムは玄米ごはんやひじき、大豆・大豆製品、ほうれん草などに、カリウムはトマトジュース、ほうれん草、枝豆、アボカドなどに多く含まれています。

第2章

大きなおかず

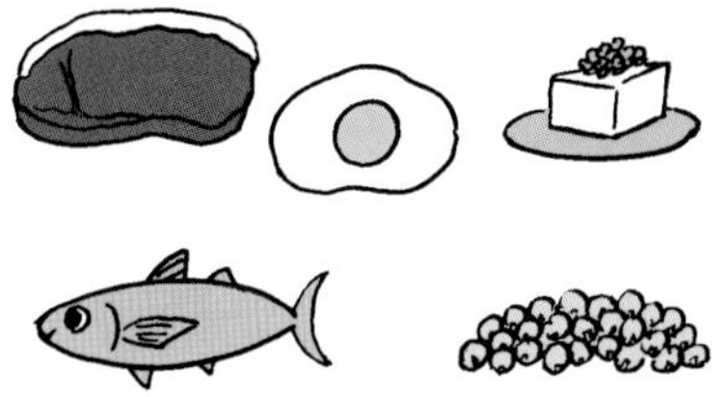

肉、魚、卵、大豆製品などのおかずは、たんぱく質が豊富。野菜を混ぜたり、合わせたりして、1食分の食物繊維量を増やします。胃腸に負担をかけないように、脂肪の少ない部位を選ぶとよいでしょう。

主菜は良質なたんぱく質源に偏りがちですが、野菜を組み合わせて、1食分の食物繊維量をアップ。肉に野菜やきのこを混ぜたり、合わせたりしましょう。

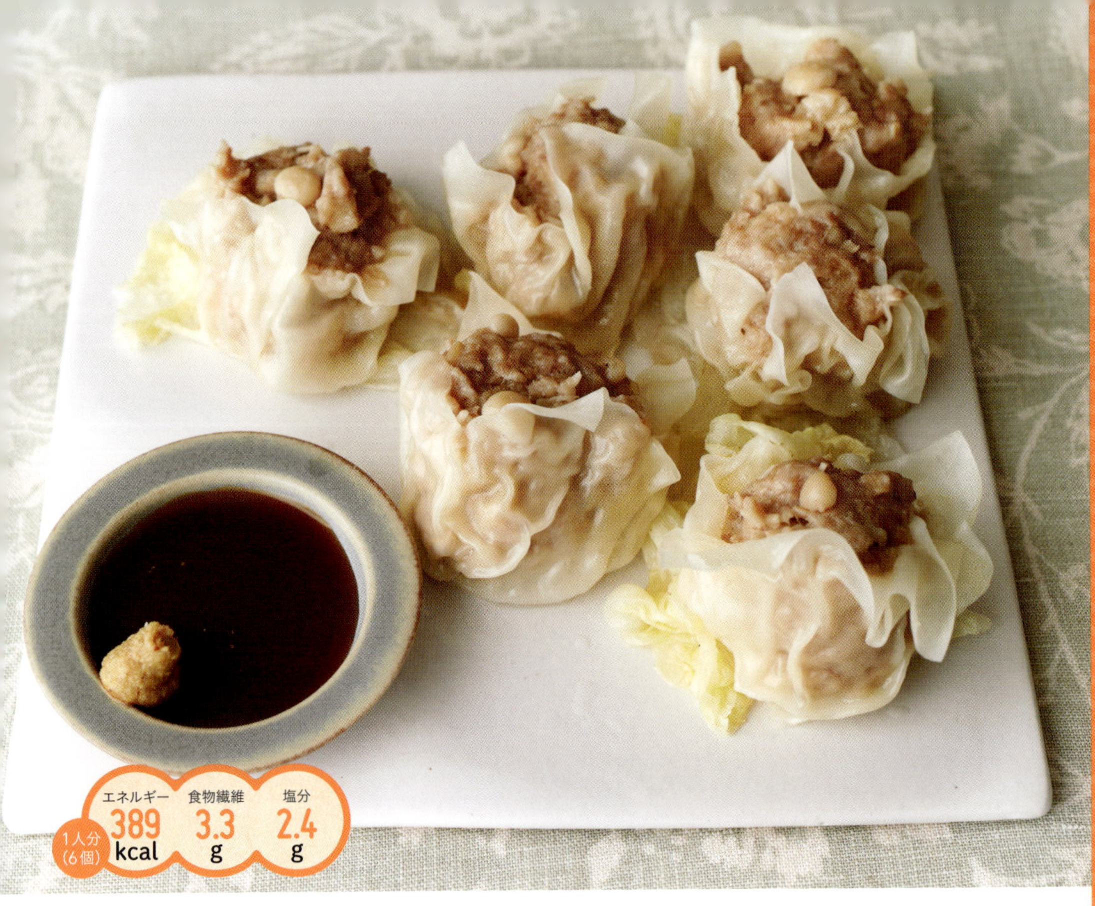

1人分（6個）
エネルギー 389 kcal
食物繊維 3.3 g
塩分 2.4 g

えのきたけはたっぷり入れても主張しすぎません

えのきたけ入りシューマイ

材料（2人分）

- 豚ひき肉……200g
- えのきたけ……100g
- しょうが……1かけ
- Ⓐ 砂糖・しょうゆ・酒・ごま油……各大さじ½
- Ⓐ 塩……小さじ¼
- Ⓐ こしょう……少量
- かたくり粉……大さじ1
- シューマイの皮……12枚
- 白菜……2枚（100g）
- しょうゆ……小さじ2
- 練りがらし……少量

作り方

1. えのきたけは石づきを除き、みじん切りにする。しょうがはすりおろす。
2. ボールに豚ひき肉、1、Ⓐ、かたくり粉を入れてよく混ぜる。
3. シューマイの皮に2を包む。蒸し器に白菜を敷いて強火にかけ、蒸気が上がったら強火で12〜13分蒸す。
4. 3を器に盛り、からしじょうゆを添える。

Point
えのきたけは刻んでひき肉に加えることで、手軽に食物繊維量をアップできます。えのきたけの甘味で玉ねぎなしでも充分おいしい。

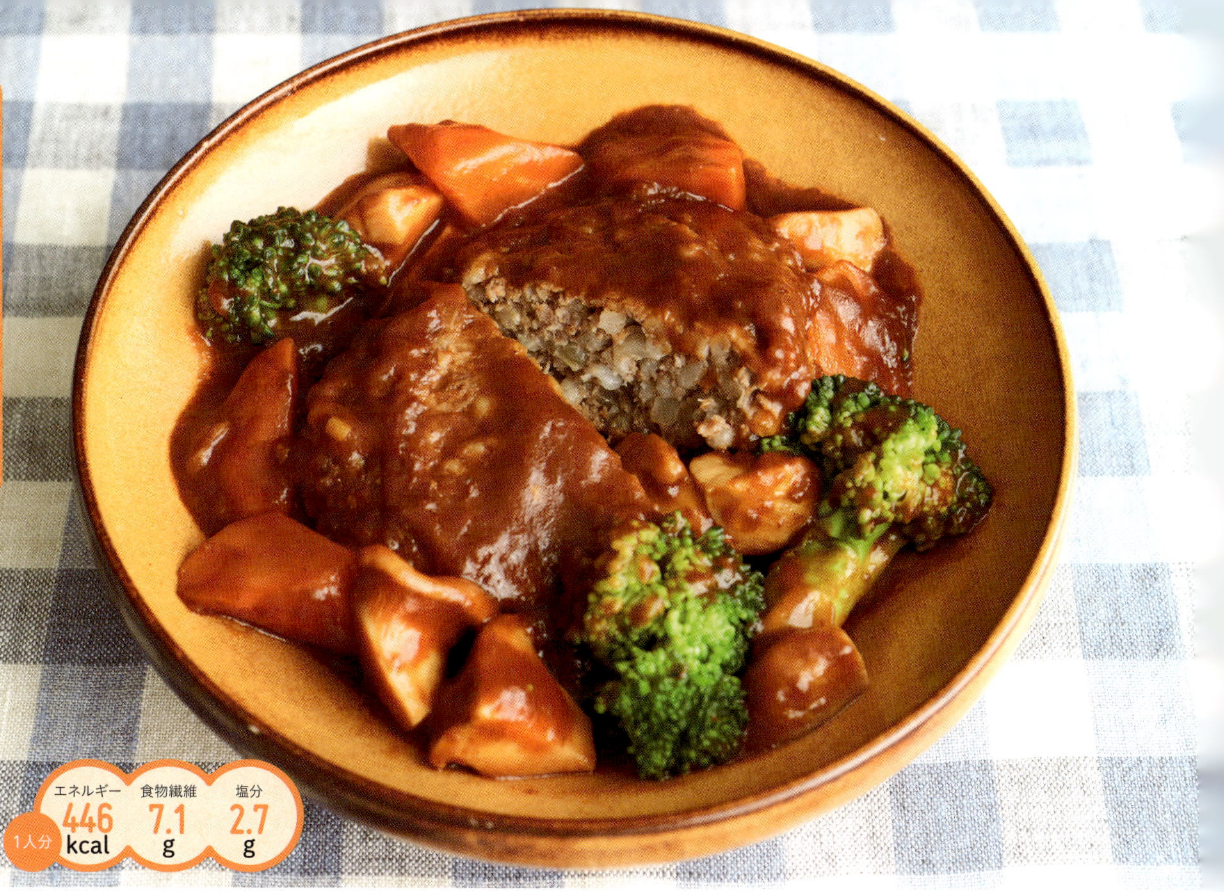

1人分　エネルギー 446 kcal　食物繊維 7.1 g　塩分 2.7 g

もち麦のぷちぷち食感で噛《か》みごたえがアップ！

もち麦入り煮込みハンバーグ

材料（2人分）

- ［牛豚ひき肉……150g
- 　もち麦……乾40g
- 　玉ねぎ……¼個（50g）
- 　塩……小さじ¼］
- にんじん……100g
- エリンギ……大1本（60g）
- オリーブ油……大さじ1
- 水……½カップ
- Ⓐ［ドミグラスソース……1カップ（200g）
- 　トマトケチャップ…大さじ1］
- ブロッコリー……6房（80g）
- 塩・こしょう……各少量

作り方

1. もち麦はゆでてざるにあげ、湯をきる。玉ねぎはみじん切りにし、エリンギは乱切りにする。にんじんは乱切りにしてラップに包み、電子レンジで2分加熱する。ブロッコリーはゆでて湯をきる。
2. ボールにひき肉、もち麦、玉ねぎ、塩を加えてよく混ぜ、2等分にして小判形にまとめる。
3. フライパンにオリーブ油の半量を熱し、にんじん、エリンギを入れてさっといため、とり出す。
4. 残りの油を入れ、**2**のハンバーグの両面を焼き、にんじん、エリンギ、水を加える。煮立ったら、Ⓐを加えて5分煮る。ブロッコリーを加え、塩、こしょうで味をととのえる。

Point　もち麦の水溶性食物繊維が便のやわらかさを調整します。もち麦は、ゆでて冷蔵保存しておくと便利です。

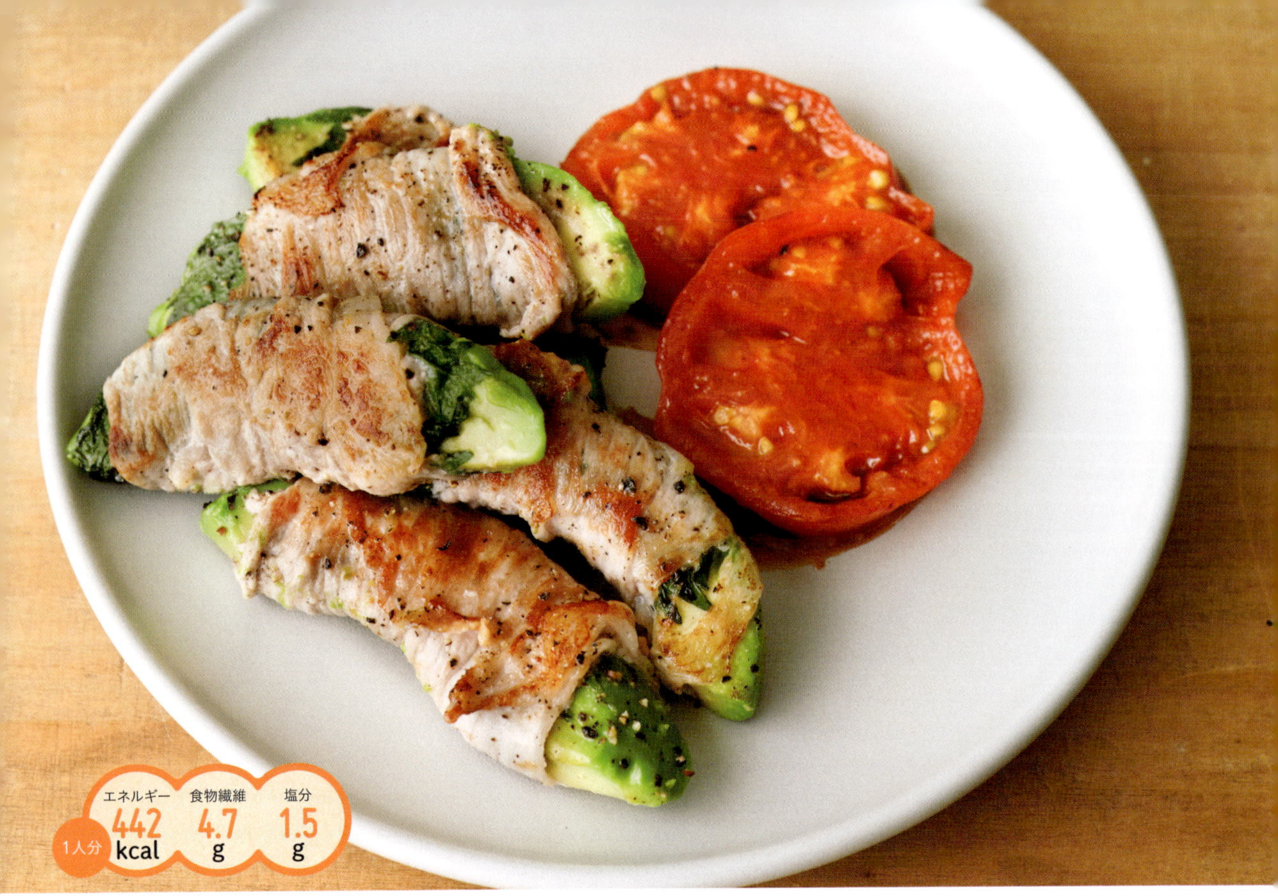

1人分 エネルギー 442 kcal　食物繊維 4.7 g　塩分 1.5 g

加熱することで、アボカドがとろ〜り！

アボカドの豚肉巻き 焼きトマト添え

材料（2人分）

- 豚しゃぶしゃぶ用肉……10枚（180g）
- 塩・こしょう……各少量
- 青じそ……5枚（6g）
- アボカド……1個（140g）
- オリーブ油……大さじ1
- 塩・あらびきこしょう……各少量
- トマト……1個（150g）
- しょうゆ……大さじ½

作り方

1. アボカドは1cm幅に切り、青じそは縦半分に切る。トマトは4つの輪切りにする。
2. 豚肉を広げて塩、こしょうをふり、青じそとアボカドをのせて巻く。
3. フライパンにオリーブ油の半量を熱し、**2**を入れて片面を厚みの半分が白っぽくなるまで2分ほど焼き、ひっくり返して2分ほど焼く。火が通ったら、塩、あらびきこしょうをふる。とり出して皿に盛る。
4. 残りの油を熱し、トマトの両面を焼いてくずし、しょうゆを加えてさっと混ぜる。**3**に盛り合わせる。

Point
アボカドはそのまま食べてもおいしいですが、加熱すると食感が変化して楽しい。加熱時間の短縮にも。

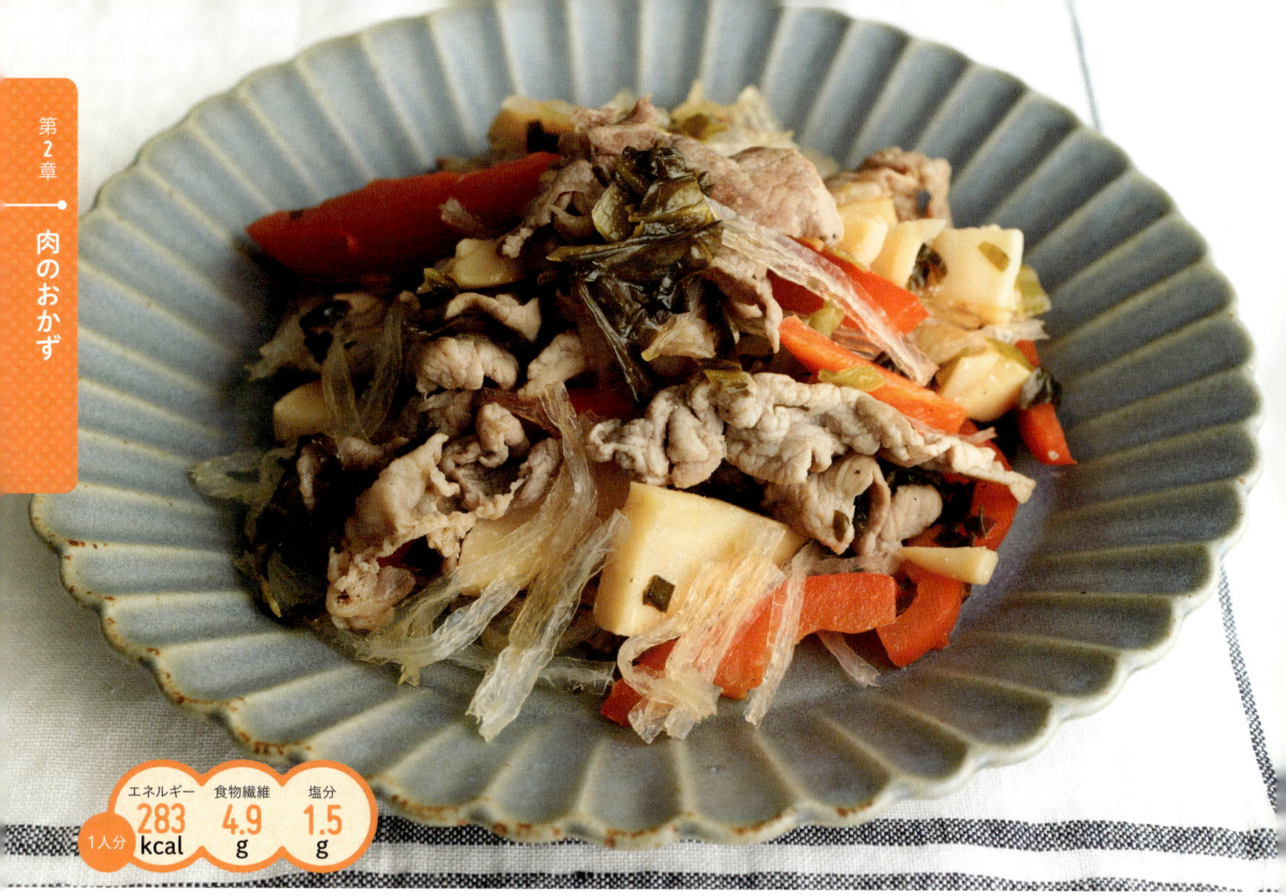

1人分 エネルギー 283 kcal　食物繊維 4.9 g　塩分 1.5 g

竹の子のシャキシャキ食感が豚肉と好相性

豚肉と竹の子の高菜いため

材料（2人分）

- 豚こま切れ肉……150g
- 塩・こしょう……各少量
- ゆで竹の子……100g
- 赤パプリカ……½個（60g）
- 高菜漬け……50g
- 糸かんてん……乾4g
- サラダ油……大さじ1
- A しょうゆ……小さじ1
- A 酒……大さじ1

作り方

1. 糸かんてんは水でもどし、水けを絞って3〜4cm長さに切る。
2. 豚肉は3cm幅に切り、塩、こしょうをふる。
3. 竹の子は、穂先を縦に薄切り、残りは横にいちょう切りにする。パプリカは縦半分に切り、斜め薄切りにする。高菜漬けは水で塩抜きをし、水けを絞ってあらめのみじん切りにする。
4. フライパンに油を熱し、豚肉を入れてさっといためる。肉の色が変わったら、竹の子、パプリカを加えて1〜2分いためる。高菜漬けを加えて全体になじんだら、Aをまわし入れる。
5. 糸かんてんを加えてさっといためる。

Point
食物繊維の多い糸かんてんは仕上げに加えるのがポイントです。食材のうま味や調味料の味を含んで逃がしません。

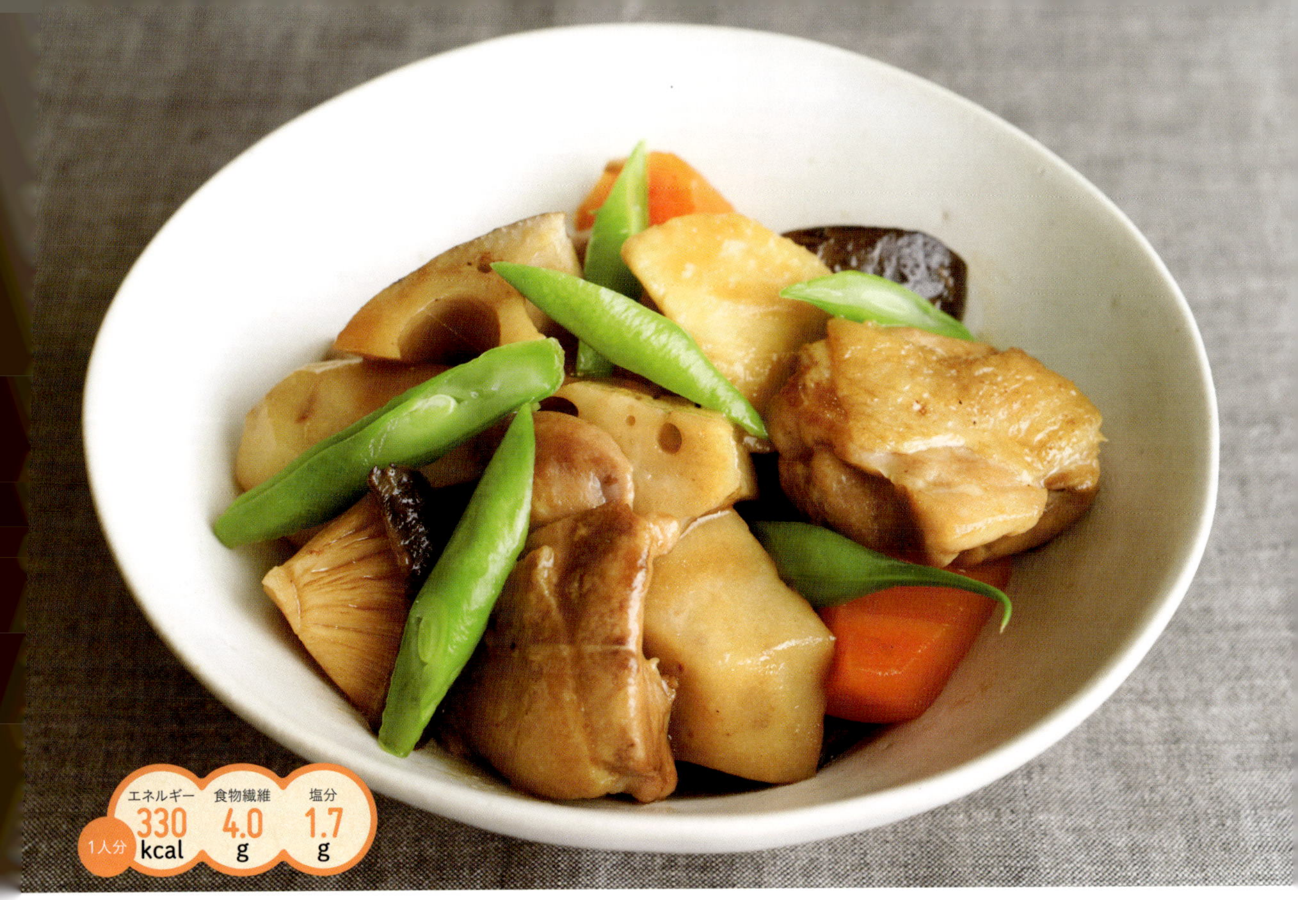
1人分
エネルギー
330
kcal
食物繊維
4.0
g
塩分
1.7
g

干ししいたけは水で一晩もどし、うま味を出して

鶏肉と根菜の中国風煮

材料(2人分)

鶏もも肉……………………………200g
にんじん…………………$\frac{1}{3}$本(60g)
れんこん……………………………80g
里芋………………………小2個(40g)
干ししいたけ………大2枚(乾8g)
さやいんげん……………4本(28g)
サラダ油……………………小さじ2
A
干ししいたけのもどし汁+水……………………………1カップ
オイスターソース・酒……………………各大さじ1
しょうゆ・砂糖……各小さじ1

作り方

1 干ししいたけは水で一晩もどし、軸を除いて4等分にする(もどし汁はとっておく)。

2 鶏肉は一口大に切る。にんじん、れんこん、里芋は乱切りにする。さやいんげんはへたを切り除いて筋をとり、ゆでて斜めに切る。

3 フライパンに油を熱し、鶏肉を入れていためる。焼き色がついたらにんじん、れんこん、里芋、しいたけを加えていためる。

4 油がまわったら、Aを加えて汁けがなくなるまで10分ほど煮る。皿に盛り、さやいんげんを散らす。

Point
れんこん、にんじん、里芋などの根菜、干ししいたけを組み合わせて、食物繊維をたっぷり摂取しましょう。根菜は大ぶりに切って、よく噛《か》むように。

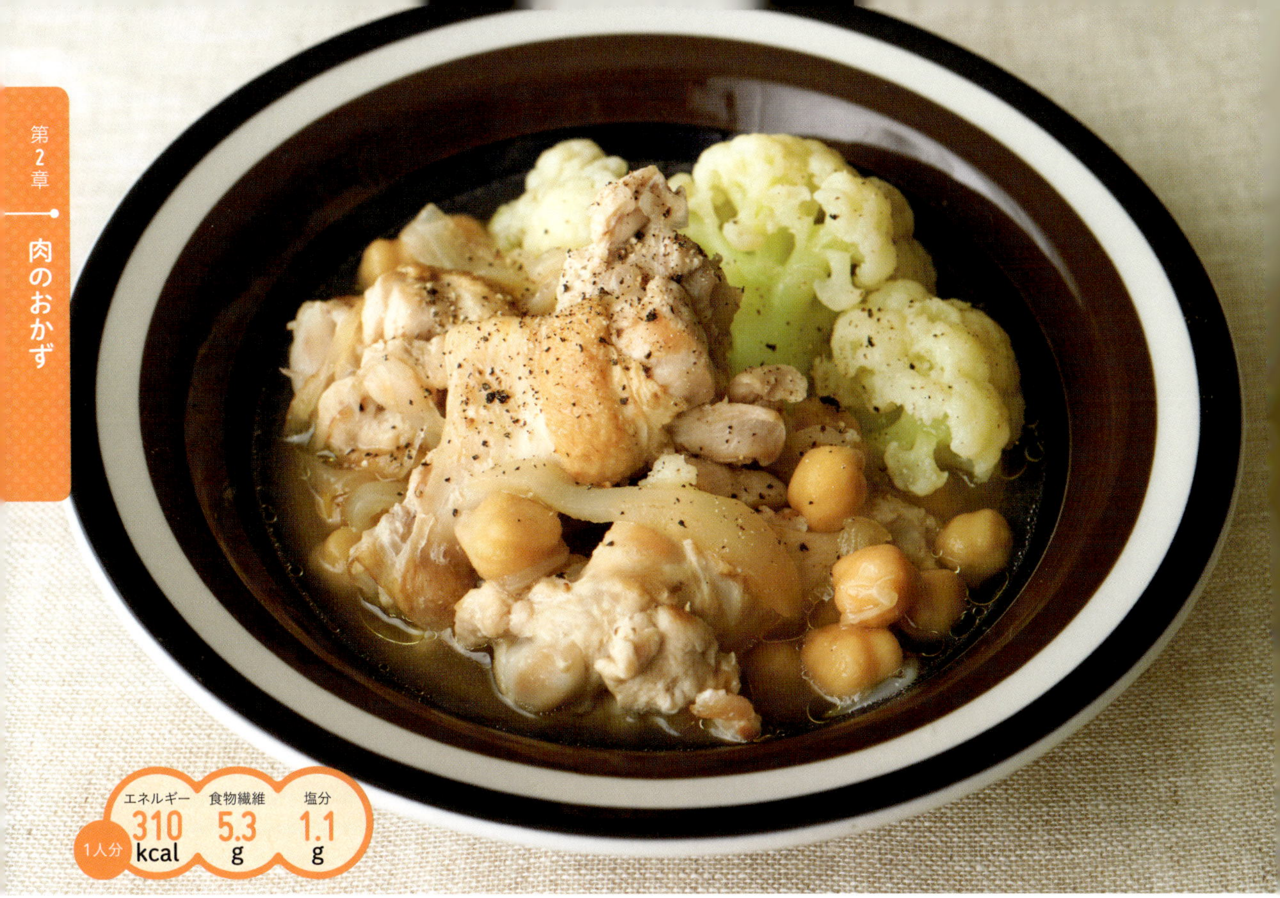

1人分
エネルギー 310kcal
食物繊維 5.3g
塩分 1.1g

ひよこ豆のやさしい味わいが鶏肉によく合う！

鶏肉とひよこ豆のスープ煮

材料（2人分）

鶏手羽元……6本（180g）
カリフラワー……100g
ひよこ豆（ゆで）……60g
玉ねぎ……$\frac{1}{4}$個（50g）
オリーブ油……大さじ1
Ⓐ［水……2カップ
　 顆粒ブイヨン……小さじ1
塩・あらびきこしょう……各少量

作り方

1 鶏手羽元は骨に沿ってキッチンばさみで切り目を入れる。

2 玉ねぎは薄切りにする。カリフラワーは小房に分けてかためにゆでて湯をきる。

3 フライパンにオリーブ油を熱し、1を入れて焼きつけてとり出す。

4 玉ねぎをしんなりとなるまでいため、3を戻し入れ、Ⓐを加えて強火にかける。煮立ったらアクをとり、弱火で15分ほど煮る。

5 ひよこ豆、カリフラワーを加えて5分ほど煮て、塩で味をととのえる。器に盛り、あらびきこしょうをふる。

Point 豆類は食物繊維が豊富。ドライパックなどを常備しておくと、毎日こまめに食べやすくて便利です。

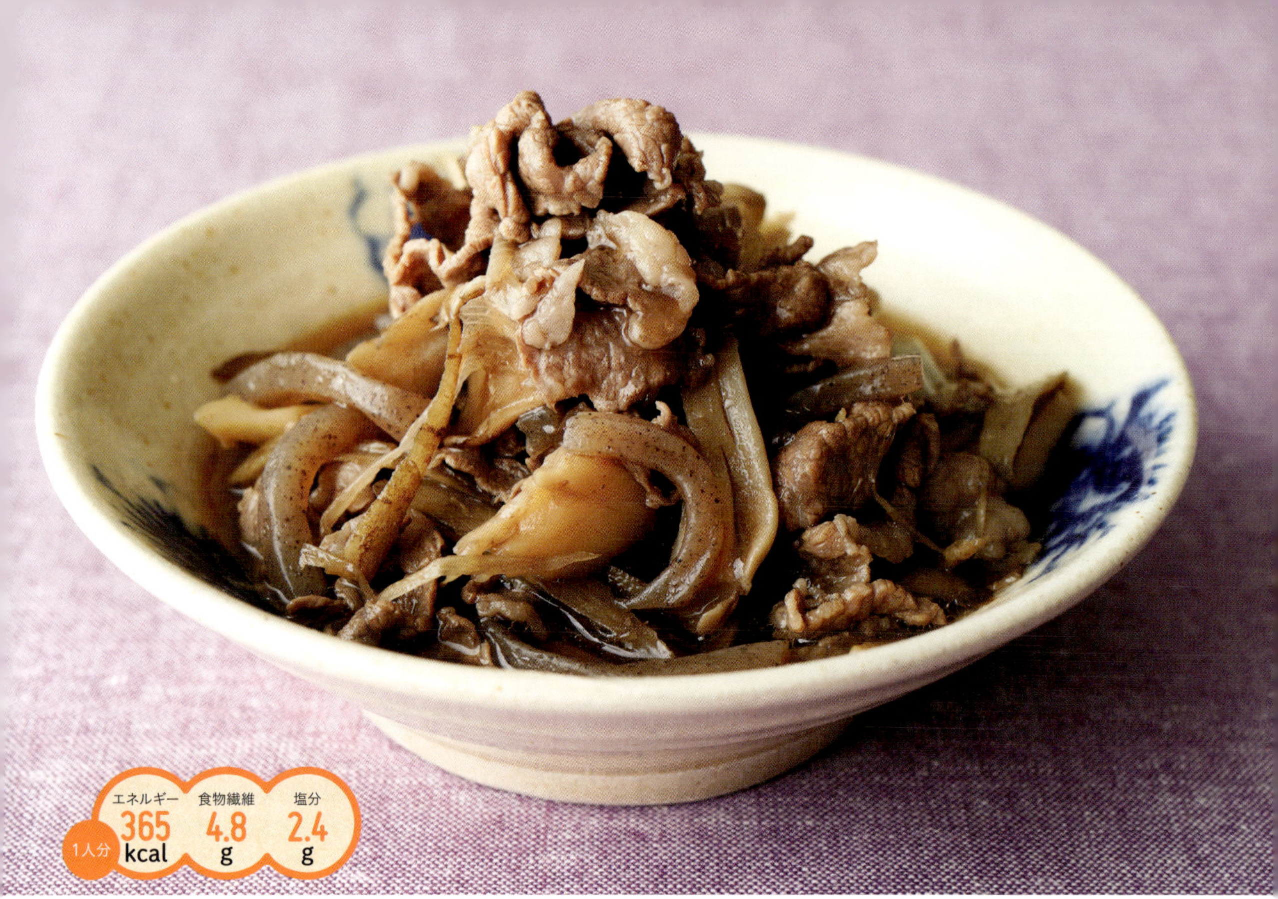
1人分
エネルギー
365
kcal
食物繊維
4.8
g
塩分
2.4
g

甘じょっぱい味つけでごはんが進みます

牛肉、ごぼう、まいたけのしぐれ煮

材料（2人分）

- 牛こま切れ肉……150g
- ごぼう……50g
- ねぎ……½本（50g）
- まいたけ……1パック（90g）
- 糸こんにゃく……100g
- しょうが……小1かけ
- サラダ油……大さじ1
- こんぶだし……2カップ
- Ⓐ しょうゆ……大さじ1½
- Ⓐ 砂糖・酒……各大さじ1

作り方

1. 牛肉は食べやすい大きさに切る。ごぼうは笹がきにし、ねぎは斜めに切る。まいたけはほぐし、糸こんにゃくは食べやすい長さに切り、しょうがは斜め細切りにする。
2. フライパンに油を熱し、ごぼう、ねぎ、糸こんにゃく、しょうがを入れて2分いためる。
3. こんぶだしを加えて煮立ったらⒶを加える。再び煮立ったら、牛肉、まいたけを加えて汁けが少なくなるまで煮て、器に盛る。

Point

食物繊維が多いごぼう、まいたけ、糸こんにゃくを合わせます。ごぼうは、腸内環境をととのえるオリゴ糖も豊富です。糸こんにゃくは味がからみやすいのも利点。

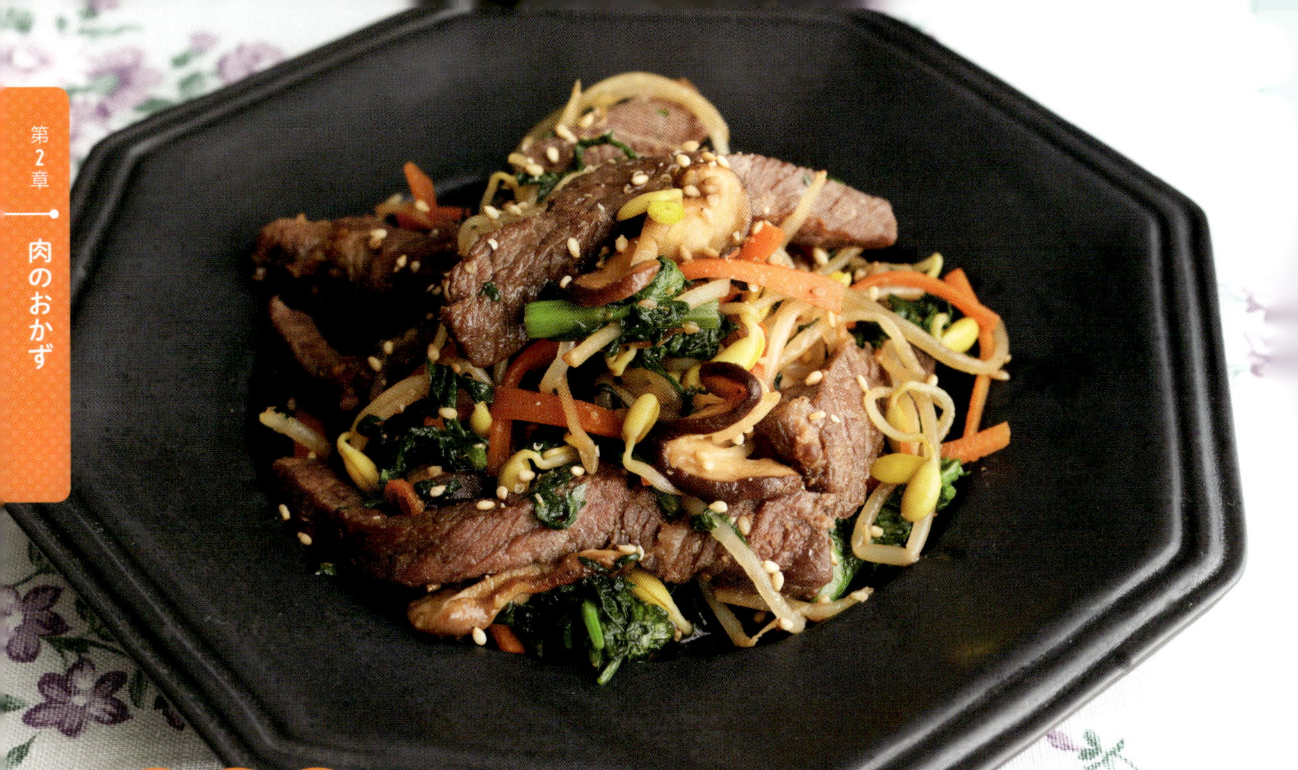

1人分　エネルギー 317 kcal　食物繊維 4.3 g　塩分 2.4 g

牛肉と野菜の甘辛いため

春菊の香りがアクセント。野菜もたっぷりとれます

材料(2人分)

- 牛もも肉(焼き肉用)………150g
- Ⓐ
  - しょうゆ………大さじ1½
  - はちみつ・酒・すり白ごま………各小さじ2
  - おろしにんにく………少量
  - ごま油………小さじ1
- にんじん………4cm(50g)
- 大豆もやし………100g
- 生しいたけ………2枚(30g)
- 春菊………100g
- サラダ油………大さじ1
- 塩・こしょう………各少量

作り方

1. 牛肉は食べやすい大きさに切り、Ⓐをもみ込む。
2. にんじんはせん切りにし、大豆もやしはひげ根をとる。生しいたけは石づきを除き、7mm幅に切る。春菊はゆでて水にとり、水けを絞って4cm長さに切る。
3. フライパンに油を熱し、にんじん、大豆もやし、しいたけをいため、しんなりとなったら春菊を加えて塩、こしょうをふってとり出す。
4. フライパンに1の牛肉を入れて焼く。色が変わったら、3を戻し入れていため合わせる。

Point
青菜は火を通すとかさが減るのでたっぷり食べられ、食物繊維を補いやすいです。春菊は青梗菜、小松菜でも。脂肪が気になるときは、牛肉はももかヒレを選ぶとよいでしょう。

魚や魚介に野菜ときのこを合わせて、食物繊維もいっしょにとれる主菜にしましょう。乳酸菌の豊富な食材を組み合わせるのもおなかにおすすめです。

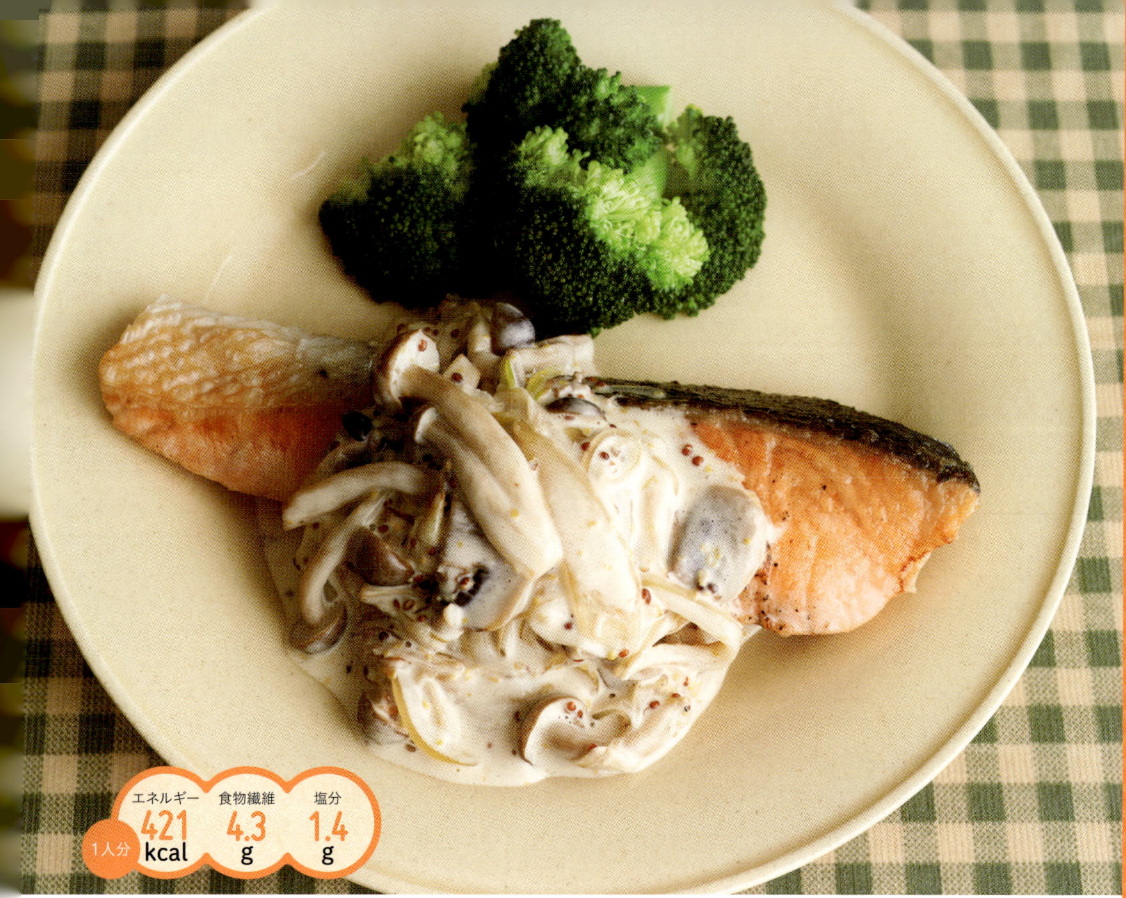

1人分 エネルギー 421kcal 食物繊維 4.3g 塩分 1.4g

サケのムニエル

濃厚なきのこクリームソースがくせになります

材料（2人分）

- サケ……2切れ（200g）
- 塩・こしょう……各少量
- 小麦粉……適量
- オリーブ油……大さじ2
- しめじ類……小1パック（90g）
- マッシュルーム……2個（30g）
- 玉ねぎ……¼個（50g）
- A 生クリーム……¼カップ
- A 粒入りマスタード…小さじ2
- 塩……少量
- ブロッコリー……小8房（80g）

作り方

1 しめじは石づきを除き、ほぐす。マッシュルームは薄切りにする。玉ねぎは縦に薄切りにする。ブロッコリーは塩少量（分量外）を加えた湯でゆで、湯をきる。

2 サケに塩、こしょうをふり、小麦粉を薄くまぶしつける。

3 フライパンにオリーブ油の半量を熱し、2を入れて焼き、とり出す。皿に盛る。

4 フライパンに残りの油を熱し、玉ねぎを入れてしんなりとなるまでいためる。しめじ、マッシュルームをいため、Aを加えてさっと煮て、塩で味をととのえる。3にかけ、ブロッコリーを添える。

Point 食物繊維源としても彩りにも便利なブロッコリー。ゆでて冷蔵しておくのが◎。芽キャベツもおすすめです。

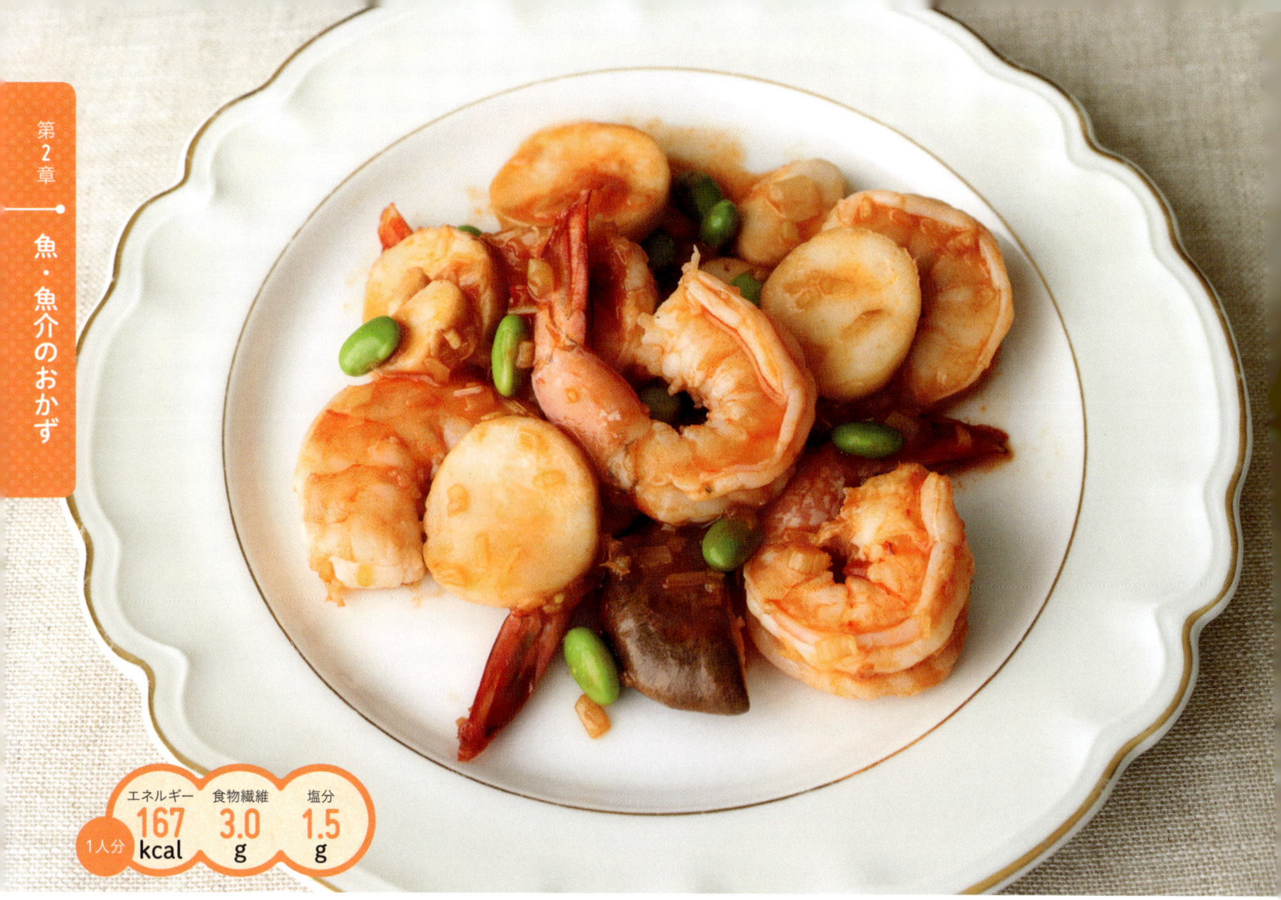

1人分
エネルギー 167 kcal
食物繊維 3.0 g
塩分 1.5 g

エリンギの食感がエビチリに合う！

エビとエリンギのチリソースいため

材料 (2人分)

- 無頭エビ……8尾(120g)
- 塩・酒……各少量
- かたくり粉……適量
- サラダ油……大さじ1
- 豆板醤《とうばんじゃん》……小さじ½
- ねぎ……¼本(25g)
- しょうが……1かけ
- にんにく……小1かけ
- エリンギ……1パック(100g)
- A トマトケチャップ・酢……各大さじ1
- A しょうゆ・砂糖……各小さじ1
- 枝豆……10さや(正味20g)

作り方

1. エビは殻をむき、背中に切り目を入れて背わたをとる。塩、酒をなじませ、かたくり粉をまぶしつける。フライパンに湯を沸かし、エビをゆでてざるにあげる。
2. ねぎ、しょうが、にんにくはみじん切りにし、エリンギは横に薄切りにする。枝豆はゆでてさやから出す。
3. フライパンに油、豆板醤、ねぎ、しょうが、にんにくを入れていため合わせ、エリンギを加えていためる。
4. 1のエビを戻し入れ、Aをまわし入れてからめ、枝豆を散らす。

Point 食物繊維の豊富なきのこと枝豆をプラス。枝豆が旬ではない時期は、冷凍のものを常備しておくと便利です。エビをホタテガイにかえてもおいしいです。

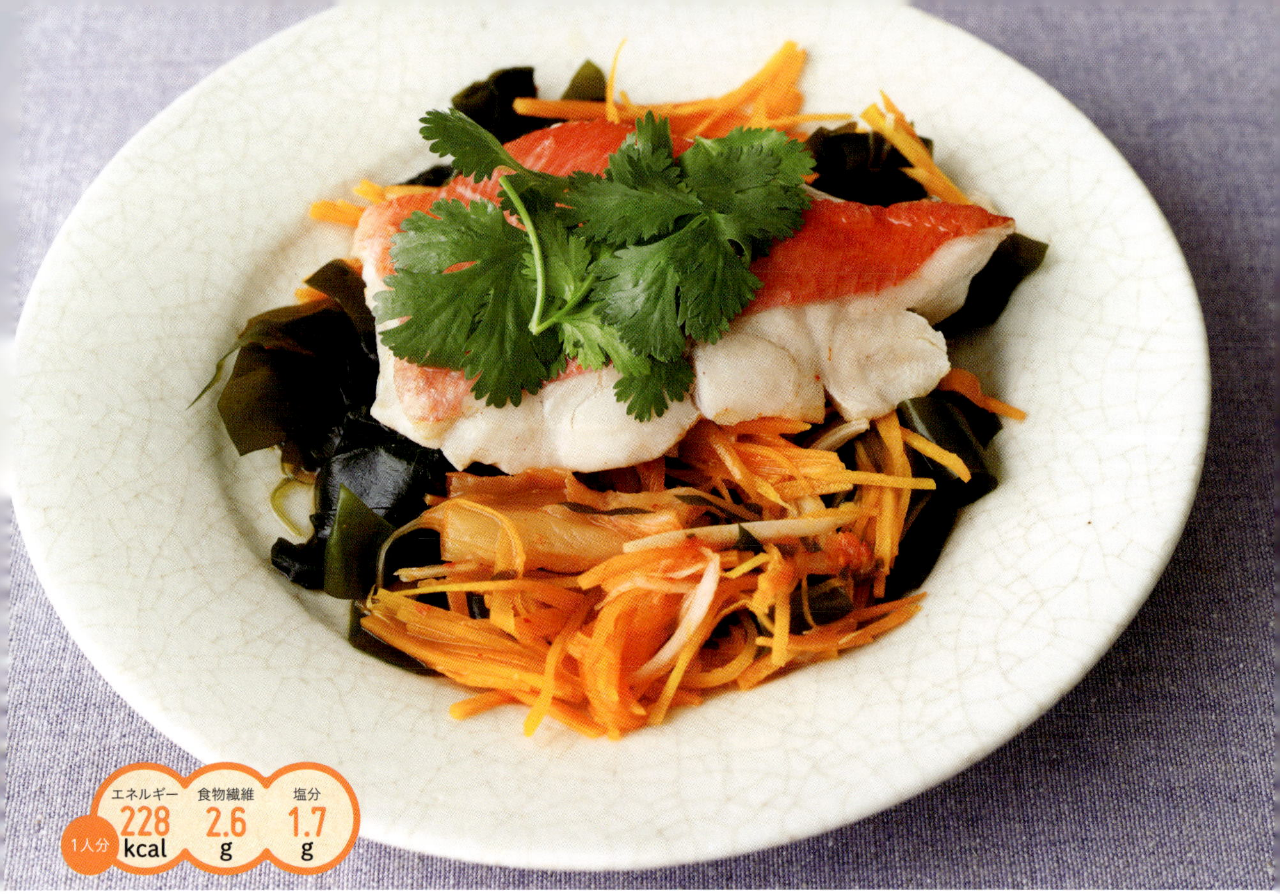

1人分　エネルギー 228kcal　食物繊維 2.6g　塩分 1.7g

たっぷり野菜とわかめを敷いてボリューム満点

白身魚のキムチわかめ蒸し

材料（2人分）

- 白身魚（キンメダイなど）……2切れ（200g）
- 塩……少量
- キムチ……50g
- 生わかめ……50g
- ねぎ……10cm（17g）
- にんじん……5cm（60g）
- 酒……大さじ2
- ごま油……小さじ2
- 香菜《しゃんつぁい》……適量

作り方

1. 白身魚に塩をふる。ねぎ、にんじんは5cm長さのせん切りに、香菜は2cm長さに切る。
2. 耐熱皿にキムチ、わかめ、ねぎ、にんじんを敷き、白身魚を並べる。酒、ごま油をふり、ラップをかけて電子レンジで4分ほど加熱する。香菜を散らす。

Point　発酵食品のキムチには乳酸菌が含まれ、食物繊維もとれます。わかめには水溶性食物繊維が豊富なのが◎。低脂肪の白身魚は消化が気になるときに安心です。

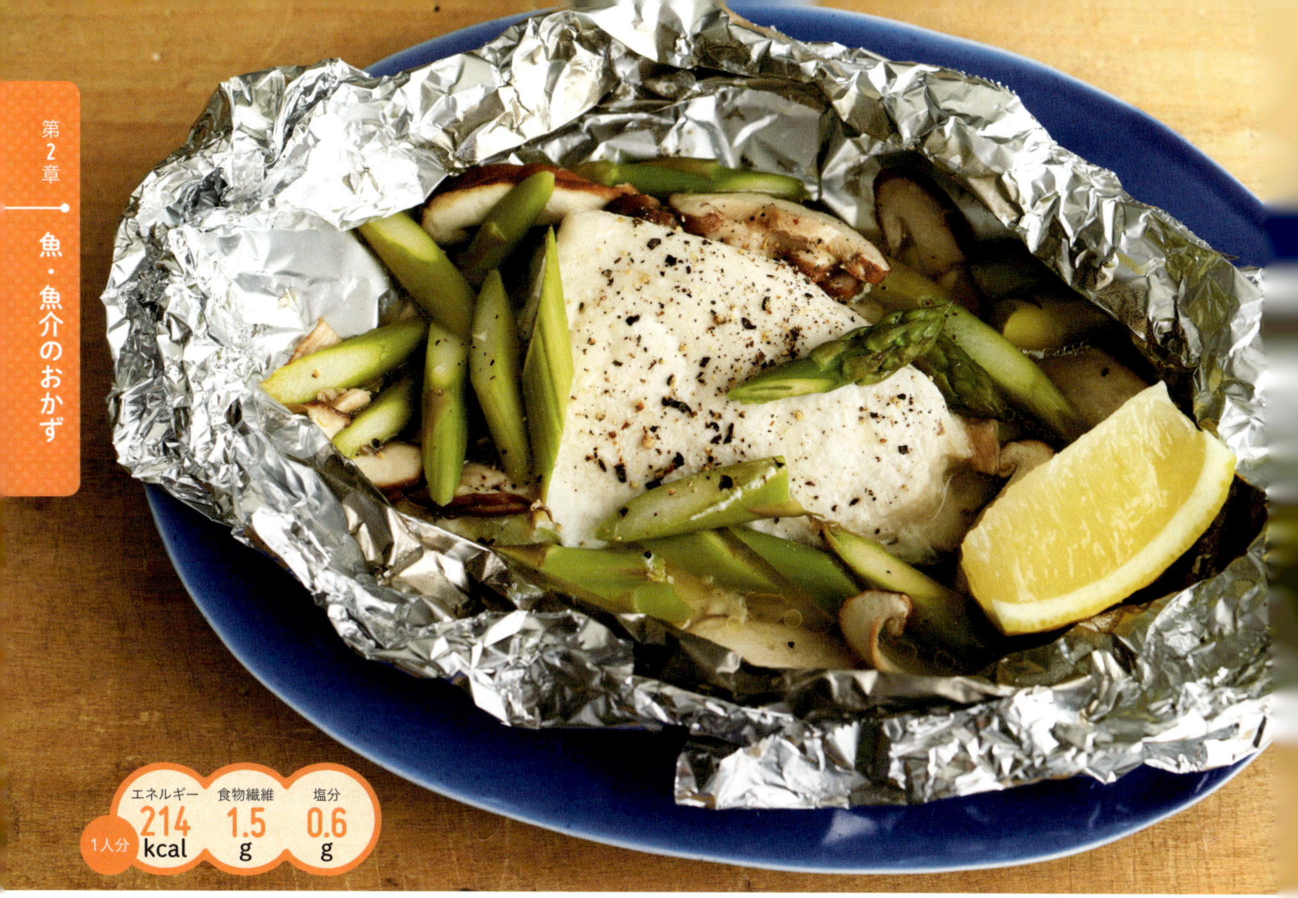

1人分 エネルギー 214 kcal 食物繊維 1.5 g 塩分 0.6 g

カジキとアスパラガス、しいたけのホイル焼き

たっぷりの野菜といっしょにホイル焼きにします

材料（2人分）

カジキ ……………… 2切れ（200g）
グリーンアスパラガス
………………………… 1束（100g）
生しいたけ……………… 2枚（30g）
塩・あらびきこしょう ……各少量
バター……………… 大さじ1（12g）
酒 …………………………… 大さじ1
レモン（くし形切り）……… 2切れ

作り方

1 アスパラガスは食べやすく斜めに切る。しいたけは石づきを除き、薄切りにする。

2 アルミ箔《はく》を二重に広げ、カジキ、アスパラガス、しいたけをのせ、塩、あらびきこしょうをふる。バターをのせて酒をふり、アルミ箔の口を閉じる。

3 魚焼きグリルかオーブントースターで15分ほど焼く。レモンを添える。

Point
アスパラガスと生しいたけで食物繊維をしっかり摂取。生しいたけはエリンギ、しめじなどに、アスパラガスはブロッコリーにかえても。カジキはサケ、タイでも。

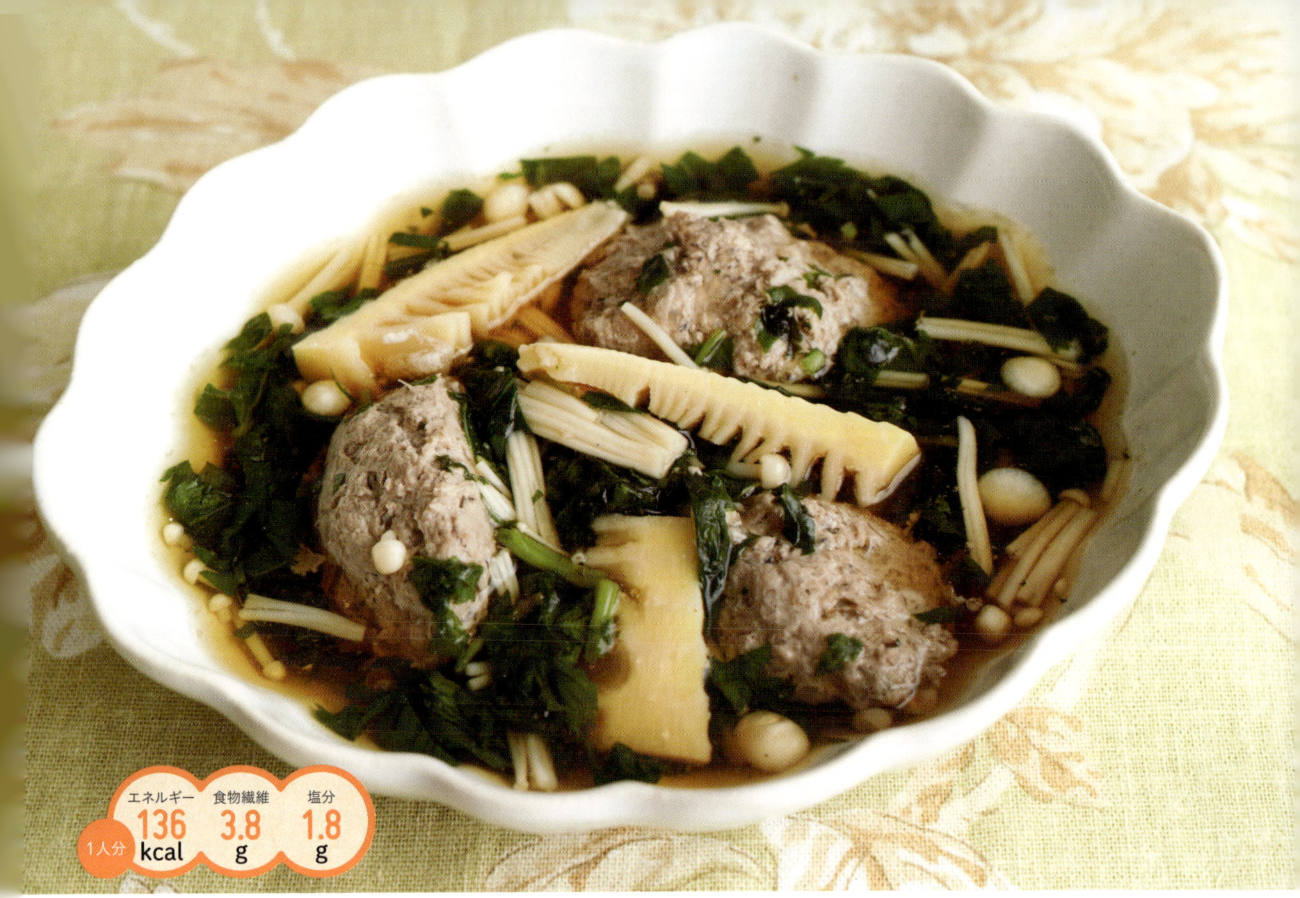

1人分 エネルギー 136 kcal　食物繊維 3.8 g　塩分 1.8 g

かんてんを混ぜて、イワシ団子は弾力よく！

イワシ団子とモロヘイヤの煮物

材料（2人分）

- イワシ（三枚おろし）……2尾（110g）
- 棒かんてん……¼本（乾2g）
- 塩……ひとつまみ
- えのきたけ……½パック（40g）
- ゆで竹の子・モロヘイヤ……各50g
- だし……1½カップ
- Ⓐ しょうゆ・みりん……各大さじ1

作り方

1. イワシは包丁でたたき刻む。棒かんてんは水でもどし、細かくちぎる。
2. えのきたけは石づきを除き、3cm長さに切る。竹の子は薄切りにする。モロヘイヤはゆでて水にとり、水けを絞って、刻む。
3. ボールに**1**、塩を入れてよく混ぜ、6等分の団子にする。
4. なべにだしを煮立て、**3**を入れて煮立ったら火を弱めて3〜4分煮てとり出す。煮汁にⒶ、えのきたけ、竹の子を加えてひと煮立ちさせる。イワシ団子を戻し入れ、モロヘイヤを加えてさっと煮る。

Point

かんてんで食物繊維を手軽にプラス。ぜひ、ストックを。野菜の中で最も食物繊維が多いモロヘイヤは、ゆでて刻んで冷凍しておくと、汁物、煮物に加えることができ、便利です。

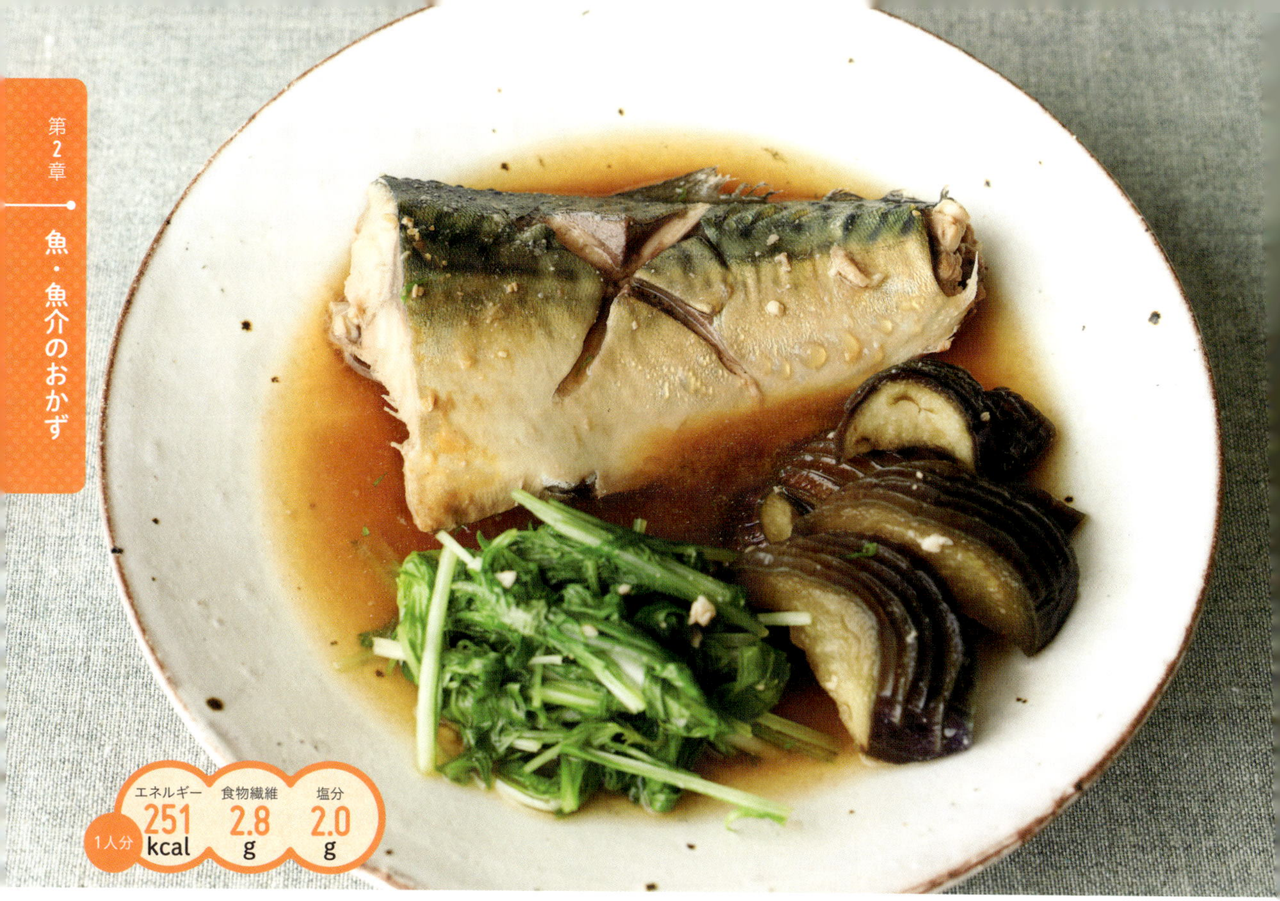

1人分　エネルギー 251 kcal　食物繊維 2.8 g　塩分 2.0 g

なすにサバのうま味を吸わせます

サバとなすのみそ煮

材料（2人分）

サバ……………………2切れ（160g）
なす…………………………1本（80g）
水菜………………………2株（100g）
A
- だし…………………1½カップ
- みそ・みりん……各大さじ1
- しょうゆ………………小さじ1

作り方

1 サバは皮目に斜め十字に切り目を入れる。なすは縦半分に切って斜めに切り目を入れ、一口大に切る。水菜はゆでて水けを絞り、4〜5cm長さに切る。

2 なべにAを煮立て、サバ、なすを加え、煮汁をかけながら3〜4分煮る。水菜を加えてさっと煮る。

Point 水菜は、ほかの青菜に比べてアクが少なく、火の通りも早いので、手軽に食物繊維が補えます。

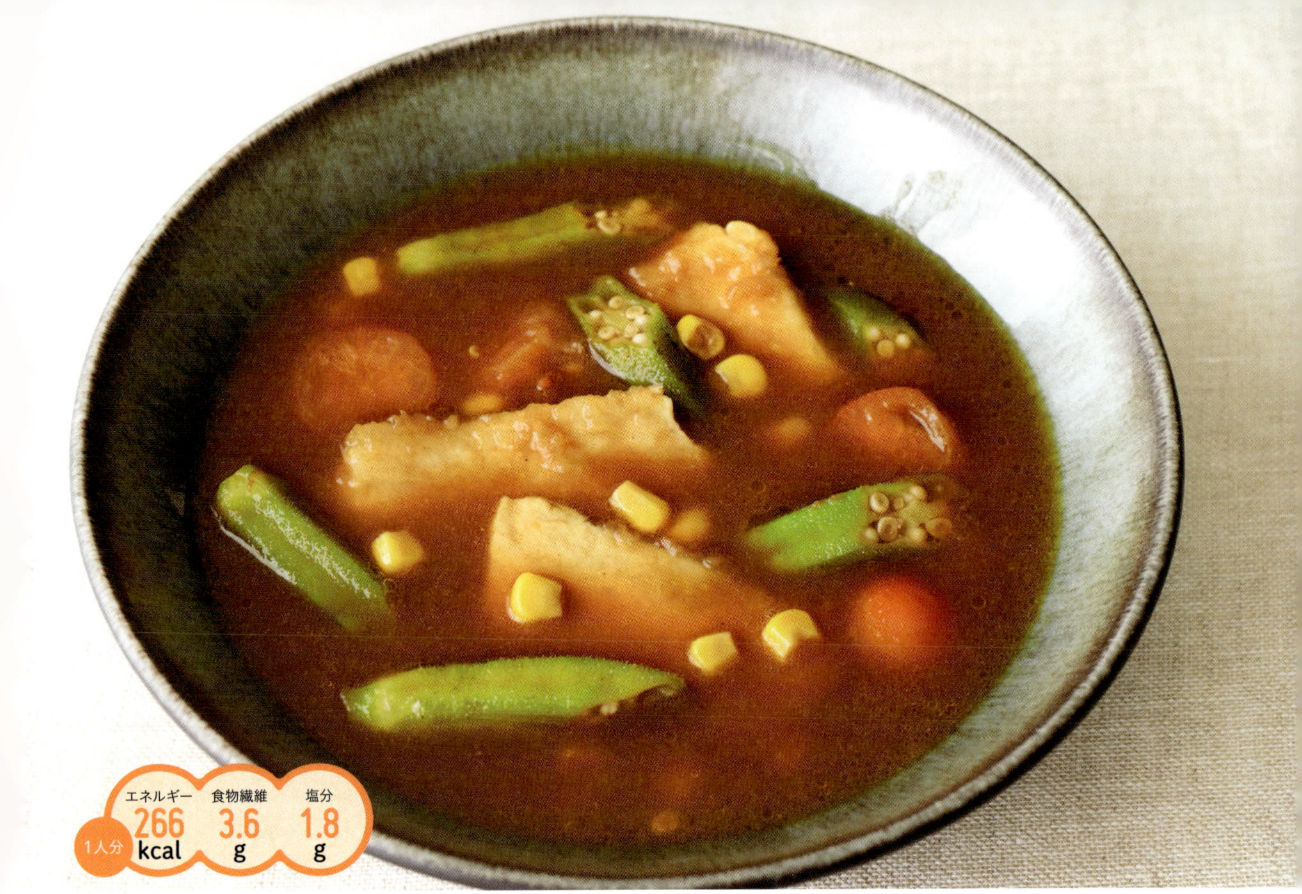

1人分 エネルギー 266 kcal　食物繊維 3.6 g　塩分 1.8 g

食欲を増進させるスープカレーは夏におすすめ

カジキとオクラ、とうもろこしのスープカレー

材料（2人分）

- カジキ……1切れ（100g）
- かたくり粉……少量
- サラダ油……大さじ1
- オクラ……6本（42g）
- とうもろこし……小1本（実をこそげて100g）
- ミニトマト……6個（90g）
- だし……2カップ
- カレールー……1かけ（20g）
- しょうゆ……小さじ1

作り方

1 カジキは一口大に切り、かたくり粉をまぶす。オクラは斜め半分に切り、ミニトマトは半分に切る。

2 フライパンに油を熱し、カジキを入れて焼いてとり出す。

3 **2**のフライパンにだしを入れて煮立て、オクラ、とうもろこし、ミニトマトを加えて3〜4分煮る。火を消し、カレールーを加えてとかし、再び火にかけて**2**を戻し入れ、ひと煮立ちしたらしょうゆで味をととのえる。

Point　夏野菜の中で食物繊維が多いオクラととうもろこしを組み合わせて。オクラのネバネバは水溶性食物繊維です。カジキは鶏肉でも。

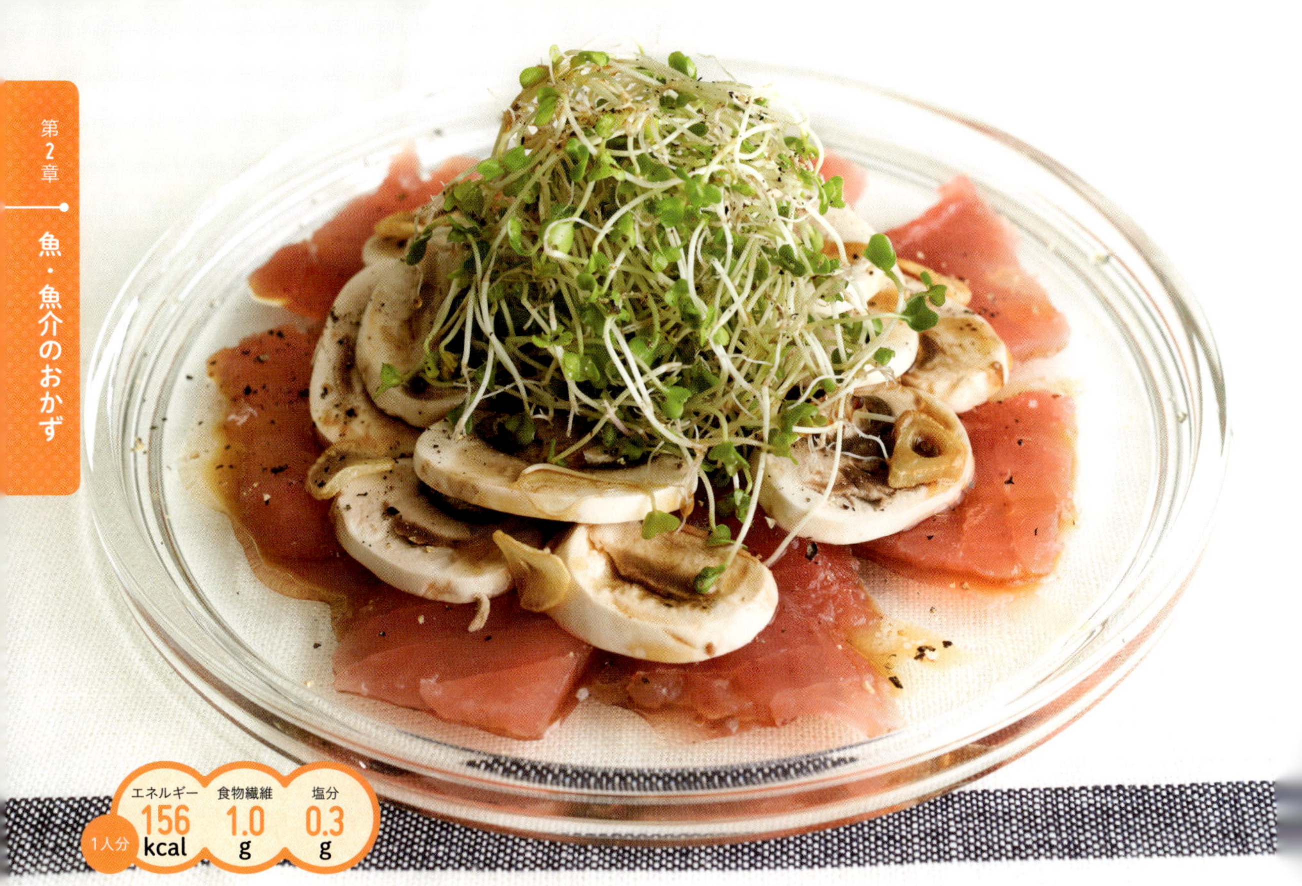

1人分 エネルギー 156 kcal　食物繊維 1.0 g　塩分 0.3 g

加熱いらずの食材を組み合わせれば、時短に

カツオのカルパッチョ

材料（2人分）

カツオ（またはマグロ）……160g
ブロッコリースプラウト……30g
マッシュルーム………4個（60g）
塩・あらびきこしょう ……各少量
にんにく…………………1かけ（5g）
オリーブ油………………… 大さじ1

作り方

1 カツオはそぎ切りにする。マッシュルーム、にんにくは薄切りにする。
2 フライパンにオリーブ油、にんにくを入れて弱火にかけ、にんにくが色づいたらとり出す。
3 器にカツオを並べ、マッシュルーム、ブロッコリースプラウトを順に重ねる。塩、あらびきこしょうをふり、**2**の油をかけ、にんにくを散らす。

Point
カルパッチョには、生で食べられ、食物繊維量が多い野菜を選びます。ブロッコリースプラウトは、生で食べられる野菜の中で食物繊維が多く、マッシュルームも生で食べられるきのこです。オリーブ油で良質な油をとりましょう。

卵も豆腐も淡泊な味わいで、どのような野菜とも相性抜群です。噛《か》みごたえのある食材と組み合わせるのも、おすすめです。

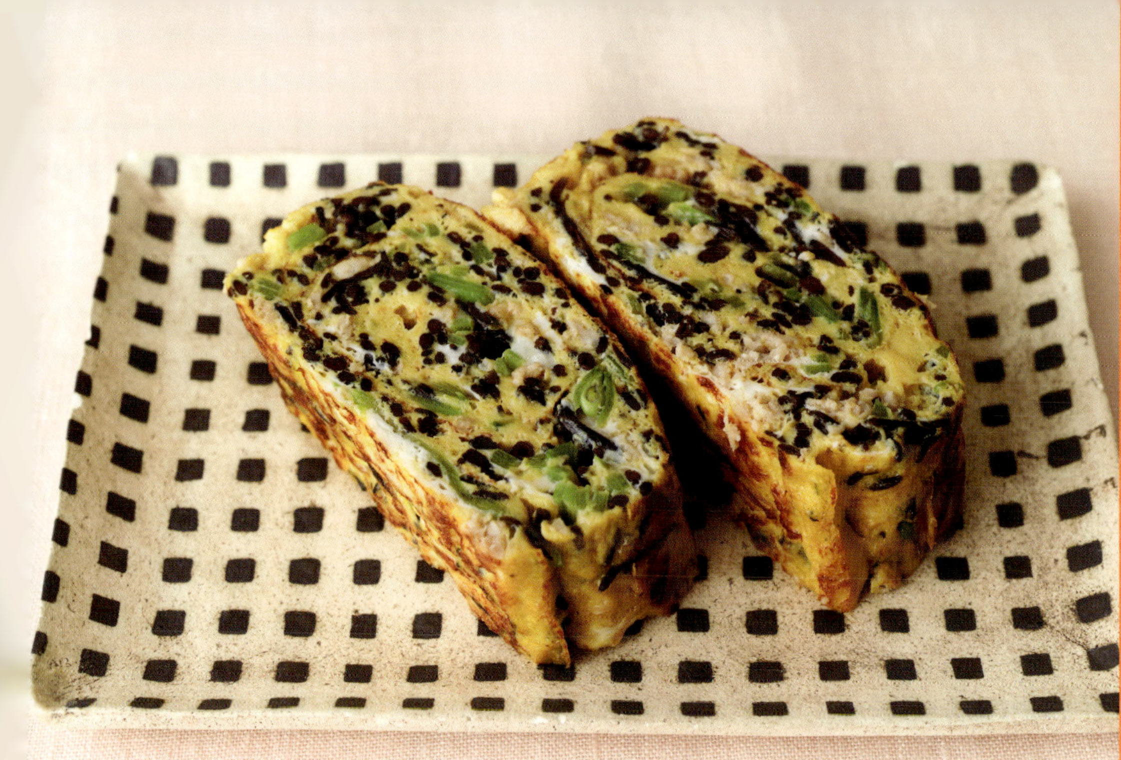

1人分　エネルギー 246kcal　食物繊維 3.0g　塩分 1.3g

作りおき 冷蔵で3日

ひき肉と海藻をたっぷり混ぜ込んで

ひじきとひき肉の卵焼き

材料(2人分)

- 卵……3個
- ひじき……乾10g
- 鶏ひき肉……50g
- さやえんどう……30g
- しょうゆ・みりん……各小さじ2
- サラダ油……大さじ1

作り方

1. ボールに卵を割りほぐす。
2. ひじきは水でもどし、水けをきる。さやえんどうは斜めせん切りにする。
3. フライパンに油の半量を熱し、ひじき、ひき肉を入れていため、しょうゆ、みりんで味つけをする。あつあつのまま**1**に加えて、さやえんどうも加えて混ぜる。
4. フライパンに残りの油を熱し、**3**を流し入れる。菜箸《さいばし》で大きくかき混ぜ、半熟状になったら端に寄せ、へらで裏返して形をととのえながら焼き色をつける。とり出して食べやすく切る。

Point
ひじきとひき肉をいためて味をつけたものは、ごはんに混ぜても美味。常備しておくと便利です。さやえんどうも意外に食物繊維が豊富。

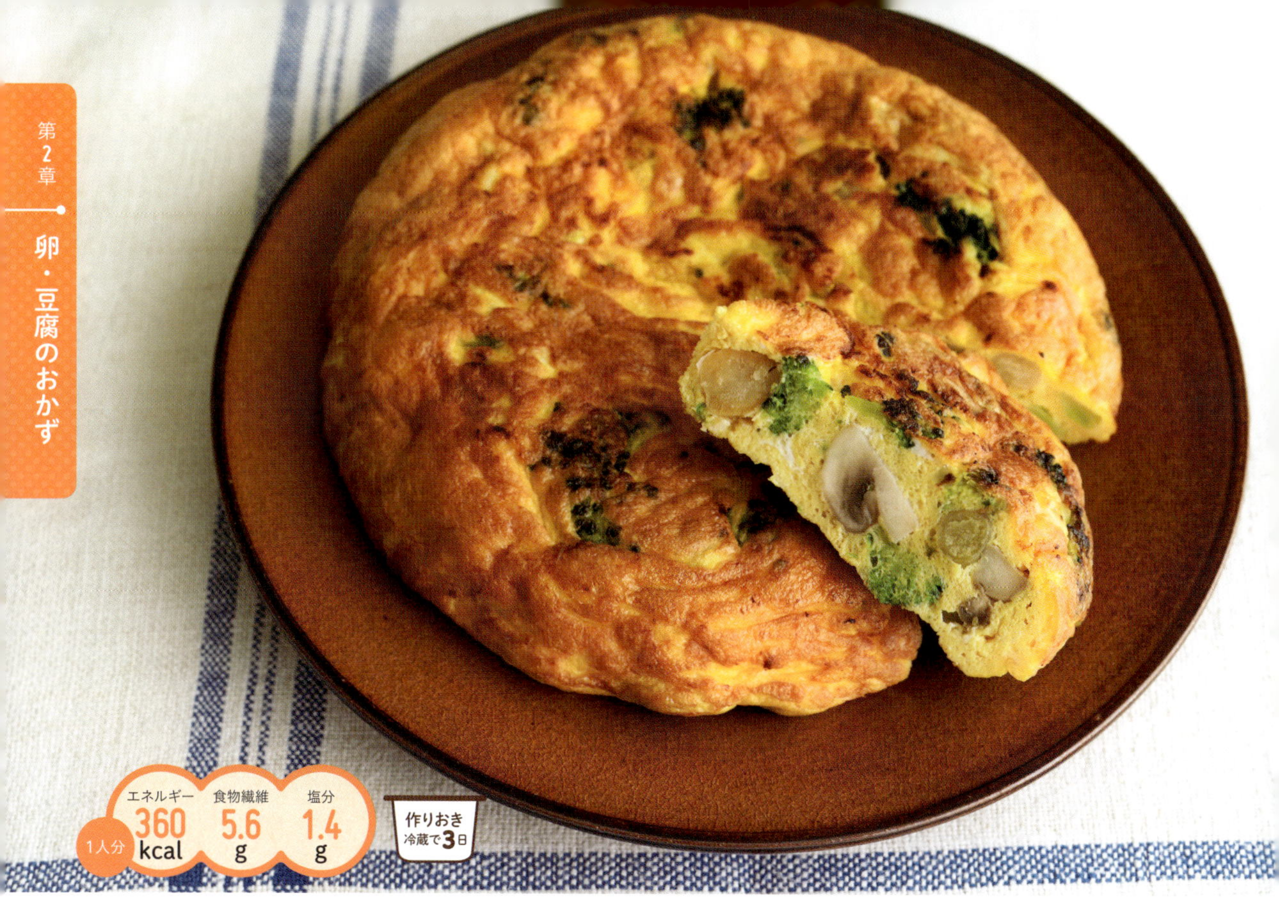

1人分 エネルギー 360 kcal　食物繊維 5.6 g　塩分 1.4 g

作りおき 冷蔵で3日

食べやすく切って、冷凍保存しても◎

ブロッコリーと豆のスパニッシュオムレツ

材料(2人分)

- 卵……4個
- A 粉チーズ……大さじ2
- A 塩……小さじ¼
- A こしょう……少量
- ブロッコリー……100g
- ミックスビーンズ(ゆで)……50g
- マッシュルーム……6個(90g)
- オリーブ油……大さじ2

作り方

1. ブロッコリーは小房に分け、さらに小さく切り、マッシュルームは1cm角に切る。
2. ボールに卵を割りほぐし、Aを加えて混ぜる。
3. 直径18〜20cmのフライパンにオリーブ油を熱し、ブロッコリー、ミックスビーンズ、マッシュルームを入れてさっといため、2を流し入れ、全体を大きくかき混ぜる。半熟状になったら、弱火にしてふたをし、7分ほど焼く。
4. ひっくり返してふたをし、弱火で2分ほど焼く。食べやすく切り分ける。

Point　食物繊維が豊富な食材を具にします。ブロッコリーをカリフラワーに、ミックスビーンズを大豆に、マッシュルームを生しいたけやしめじにかえても◎。

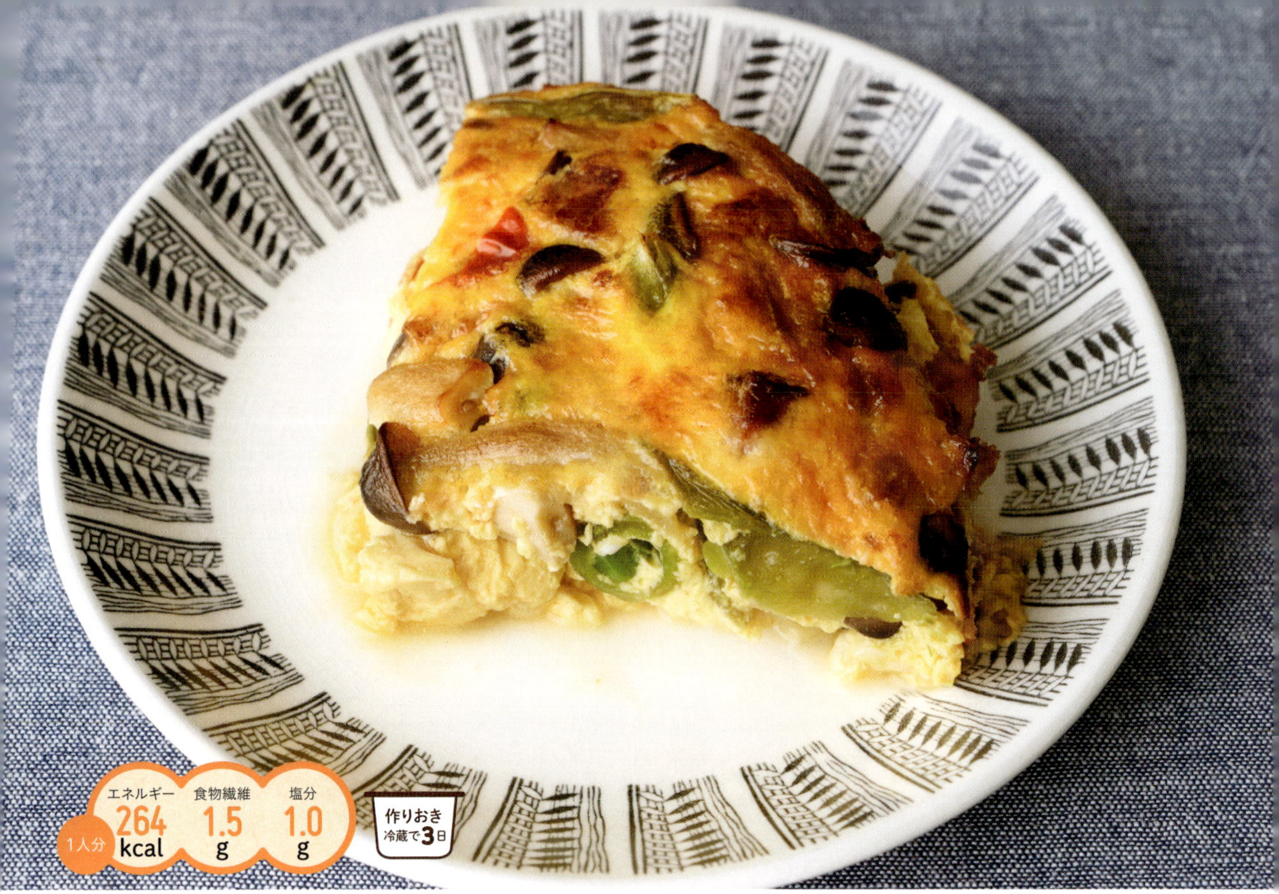

1人分 エネルギー 264 kcal　食物繊維 1.5 g　塩分 1.0 g

作りおき 冷蔵で3日

生地を敷かないので簡単！　オーブンで焼き上げて

スナップえんどうとベーコンの皮なしキッシュ

材料（2人分×2回）※

ベーコン（ブロック）……60g
スナップえんどう……8本（32g）
ミニトマト……6個（90g）
しめじ類……小1パック（90g）
玉ねぎ……1/4個（50g）
オリーブ油……大さじ1
卵……4個
A 牛乳……3/4カップ
A とろけるチーズ……60g

※直径18cm×高さ7cmの耐熱容器1個分。

作り方

1 ベーコンは5mm角の1cm幅に切る。
2 スナップえんどうは1cm幅に、ミニトマトは半分に切る。しめじは石づきを除き、ほぐす。玉ねぎは角切りにする。
3 フライパンにオリーブ油とベーコンを入れて熱し、油が出てきたら、2を加えていため、しんなりとなったら、とり出して冷ます。
4 ボールに卵を割りほぐし、A、3を加えてよく混ぜ、耐熱容器に流し入れる。180℃のオーブンで20〜30分焼く。

Point 食物繊維量の多い野菜やきのこを混ぜて。しめじをマッシュルームに、スナップえんどうをそら豆やアスパラガスにかえても食物繊維が充分補えます。

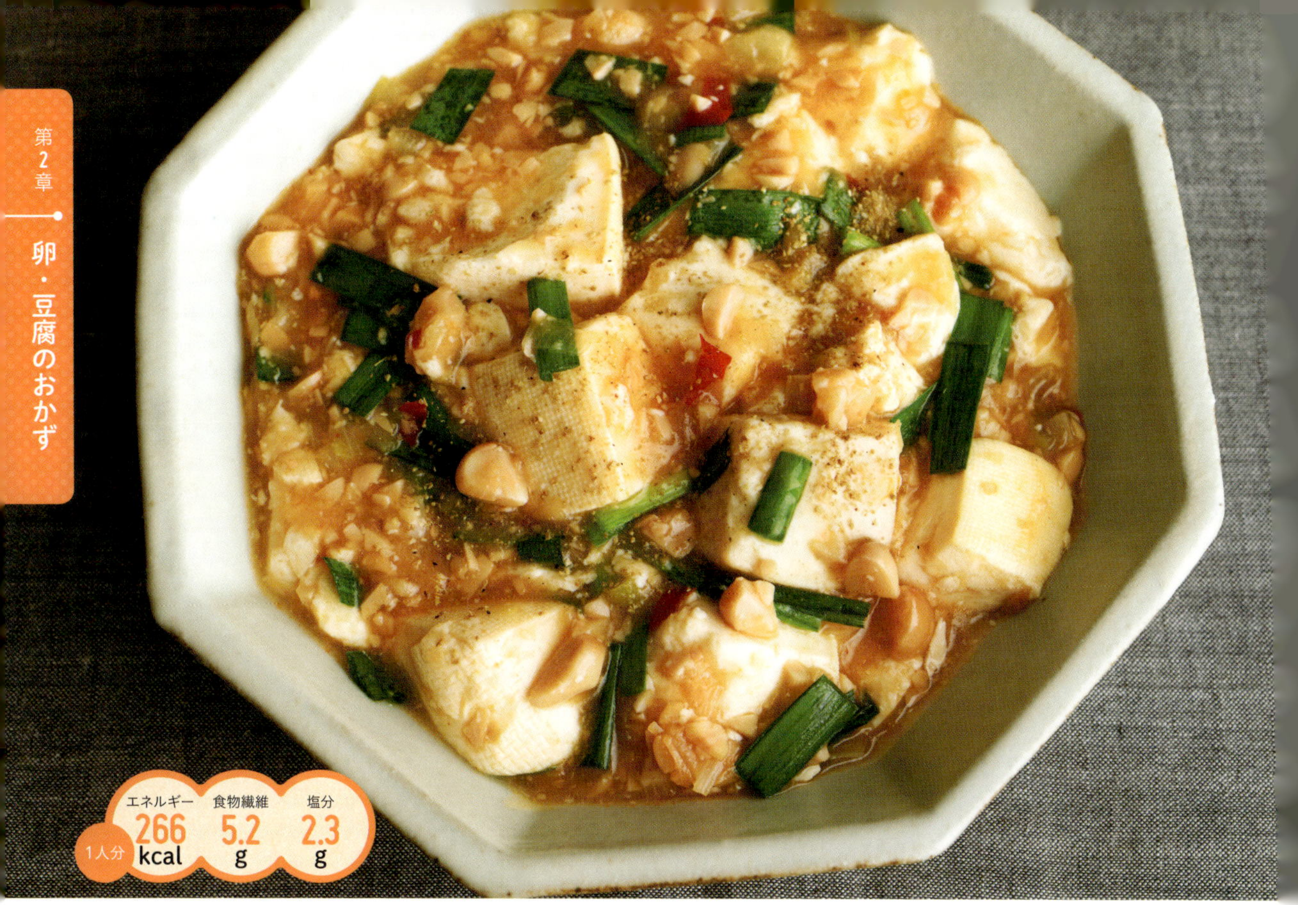

1人分 エネルギー 266 kcal　食物繊維 5.2 g　塩分 2.3 g

大豆の麻婆豆腐

大豆はうま味があるので、肉なしでも充分おいしい

材料（2人分）

- もめん豆腐……1丁
- 大豆（ゆで）……100g
- にら……2本（10g）
- しょうが……1かけ
- ねぎ……½本（50g）
- 豆板醤《とうばんじゃん》……小さじ1
- サラダ油……大さじ1
- Ⓐ
  - 顆粒鶏がらだし小さじ⅔＋水……1カップ
  - しょうゆ・みそ……各小さじ1
- かたくり粉……大さじ½
- 水……大さじ1
- 粉ざんしょう……少量

作り方

1 大豆はあらく刻む。にらは2～3㎝長さに切る。しょうが、ねぎはみじん切りにする。

2 豆腐はやっこに切ってゆで、ざるにあげる。

3 フライパンに油、しょうが、ねぎを入れて弱火でいため、香りが立ったら豆板醤を加えていためる。

4 Ⓐを加えて煮立ったら、大豆、豆腐を加えて1～2分煮る。にらを加え、水どきかたくり粉をまわし入れてとろみをつける。粉ざんしょうをふる。

Point

ひき肉を大豆に置きかえて食物繊維量をアップ。大豆は食物繊維が豊富なだけでなく、善玉菌の餌になる大豆オリゴ糖を含んでいます。葉野菜の中でも食物繊維が多いにらを組み合わせて。

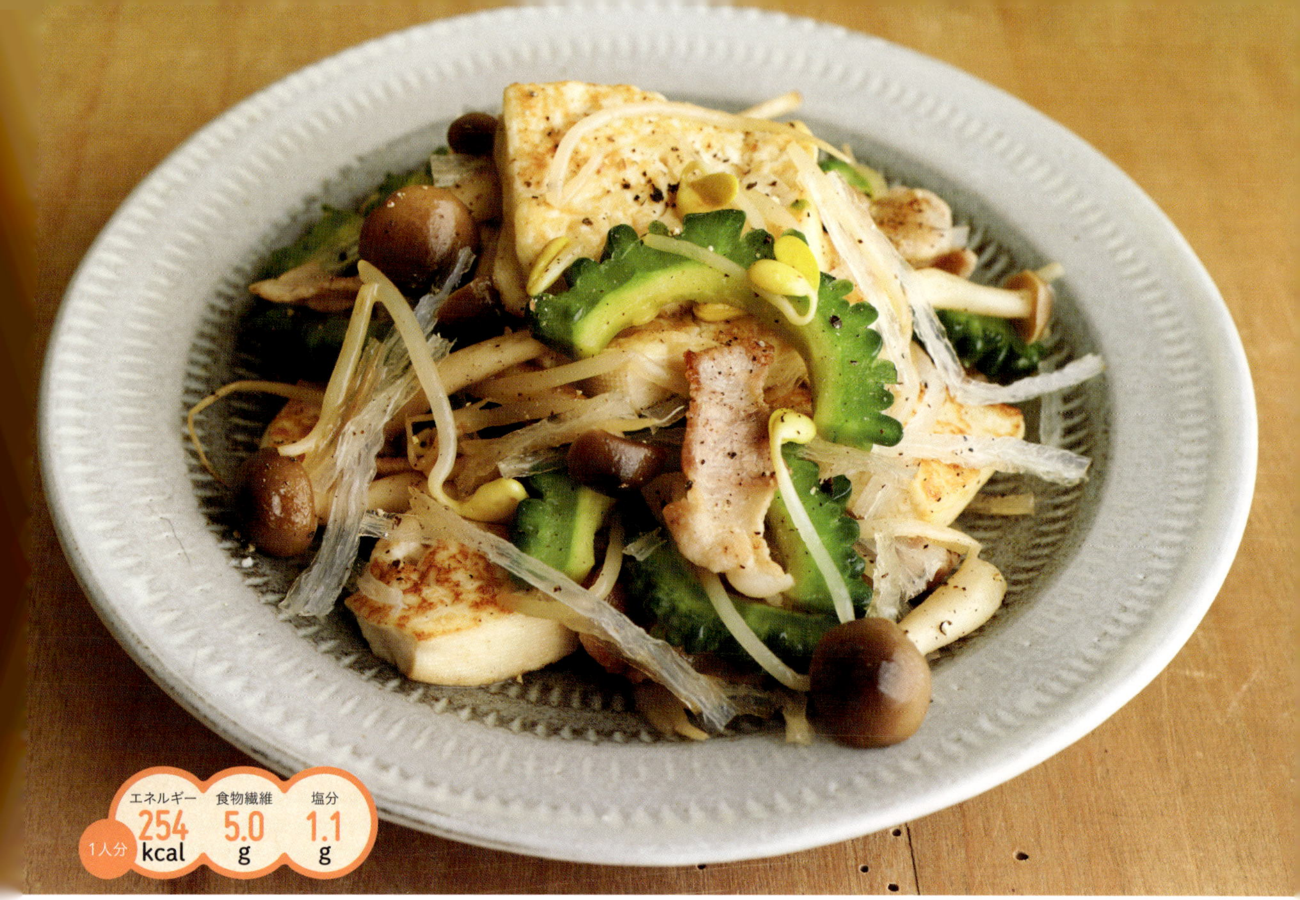
エネルギー
254
kcal
食物繊維
5.0
g
塩分
1.1
g
1人分

糸かんてんがうま味を吸っておいしさを逃しません

ゴーヤーチャンプルー

材料(2人分)

もめん豆腐……小1丁(200g)
豚バラ肉……50g
ゴーヤー……½本(100g)
塩……少量
大豆もやし……50g
しめじ類……½パック(45g)
糸かんてん……乾5g
サラダ油……大さじ1
塩・こしょう……各少量
しょうゆ……小さじ1

作り方

1 豆腐は1cm幅に切る。豚肉は3cm幅に切る。しめじは石づきを除き、ほぐす。糸かんてんは水でもどして食べやすく切る。大豆もやしはひげ根をとる。

2 ゴーヤーは縦半分に切ってわたをとり、7mm幅に切る。塩をふってしんなりとなったら水けを絞る。

3 フライパンに油の半量を熱し、豆腐を入れていため、塩、こしょうをふってとり出す。

4 フライパンに残りの油を熱し、ゴーヤー、大豆もやし、しめじ、豚肉を入れて2〜3分いためる。しんなりとなったら豆腐を戻し入れ、糸かんてんを加えていため合わせる。しょうゆで味をととのえる。

Point
夏野菜の中でゴーヤーは食物繊維が豊富。さらにしめじ、糸かんてんを足して食物繊維量をアップします。

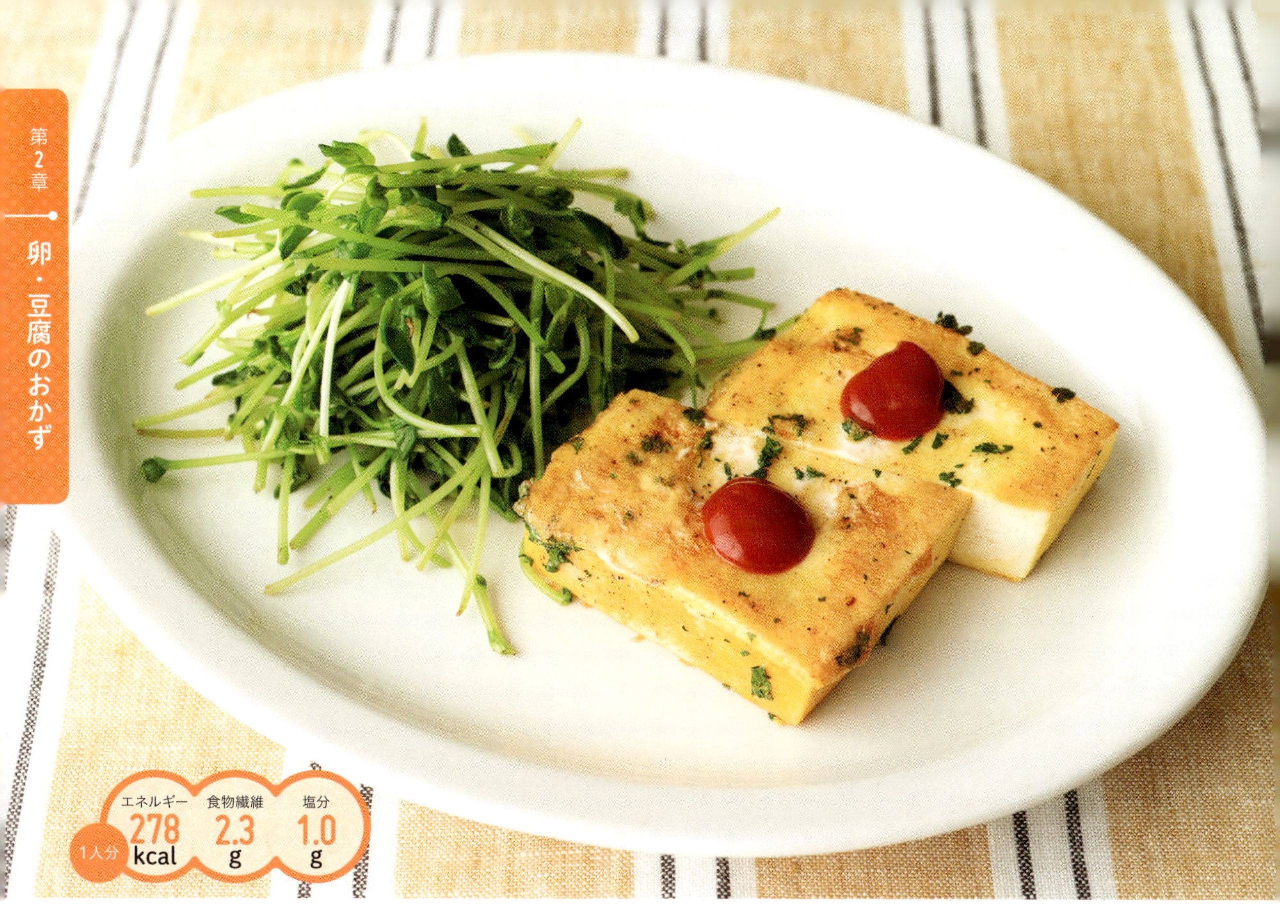

1人分 エネルギー 278 kcal　食物繊維 2.3 g　塩分 1.0 g

凍り豆腐に卵液をからめて焼くだけ

凍り豆腐のピカタ

材料（2人分）

凍り豆腐……………2個（乾40g）

- 卵………………………………1個
- 塩・こしょう……………各少量
- パセリ（みじん切り）………………………小さじ2

オリーブ油……………………大さじ2

- 豆苗…………1パック（100g）
- 塩・こしょう……………各少量

トマトケチャップ……………少量

作り方

1. 豆苗は根元を切り除き、長さを半分に切る。凍り豆腐は水でもどし、水けを絞る。
2. ボールに卵を割りほぐし、塩、こしょうをふってパセリを加え混ぜ、凍り豆腐をからめる。
3. フライパンにオリーブ油の半量を熱し、豆苗をさっといためて塩、こしょうをふって器に盛る。
4. フライパンに残りのオリーブ油を熱し、**2**の凍り豆腐を入れて両面を2分ずつ焼く。**3**の器に盛り合わせ、凍り豆腐にトマトケチャップを添える。

Point

食物繊維の豊富な豆苗をつけ合わせに。大豆製品の凍り豆腐には、オリゴ糖が含まれるので整腸作用に期待が持てます。大豆製品はストレス軽減にもおすすめです。

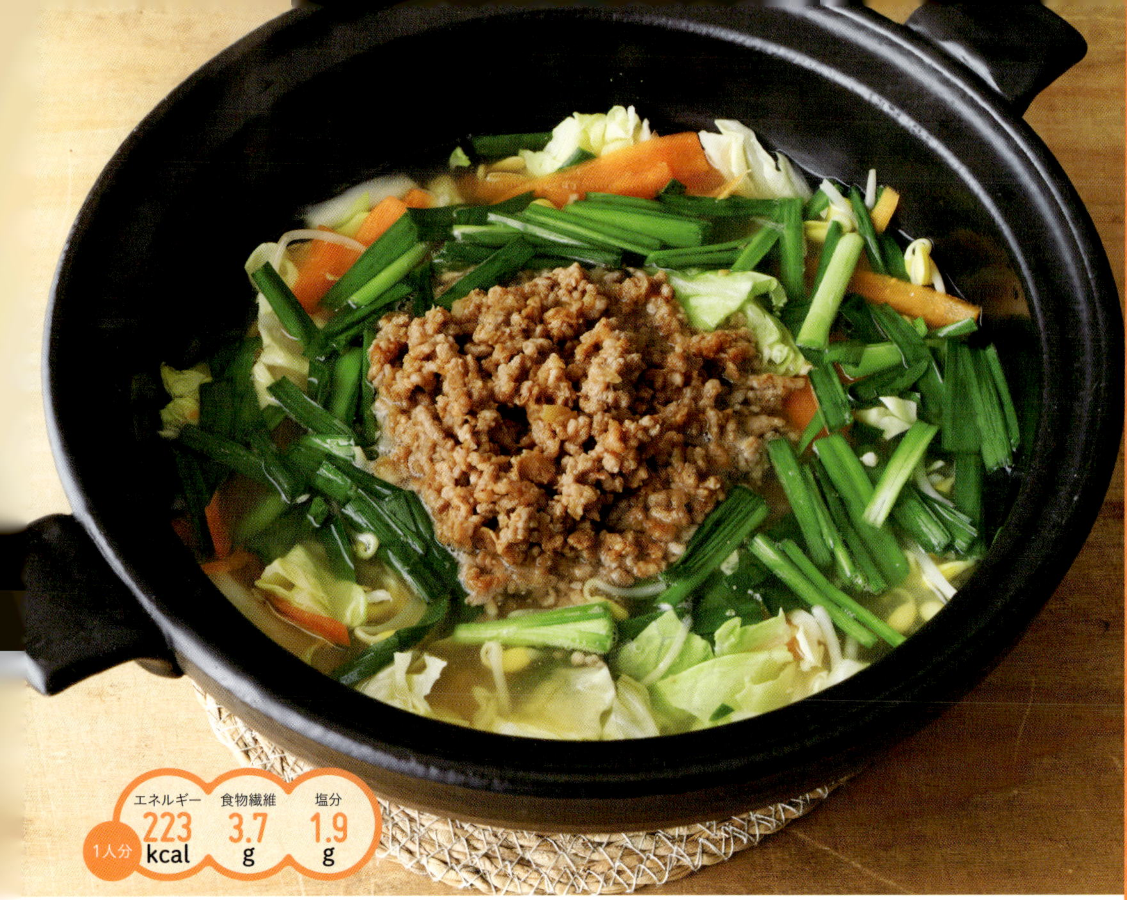

1人分 エネルギー 223 kcal　食物繊維 3.7 g　塩分 1.9 g

なべは野菜やきのこをたっぷり食べられるので、食物繊維をたくさんとるのにおすすめです。具が増えるとうま味も増して、おいしさもアップします。

豆板醤《とうばんじゃん》を入れないから刺激がなく、胃腸にやさしい

辛くない担々なべ

材料（2人分）

- 豚ひき肉……100g
- ねぎ……10cm（17g）
- ごま油……大さじ1/2
- Ⓐ みそ・すり白ごま……各大さじ1
- キャベツ・大豆もやし…各100g
- にら……1/4束（25g）
- にんじん……20g
- Ⓑ 顆粒鶏がらだし……小さじ1
- Ⓑ 水……3カップ

Point　にら、にんじんなど食物繊維の豊富な野菜のほか、かさが減って食べやすいキャベツもなべ料理に◎。さらに食物繊維量をアップさせたいときは、きのこを加えましょう。

作り方

1. ねぎはみじん切りにし、キャベツはザクザク切る。大豆もやしはひげ根をとる。にらは4～5cm長さに切る。にんじんはピーラーでリボン状に削る。
2. フライパンにごま油を熱し、ねぎを入れてさっといためる。ひき肉を加えてポロポロになったらⒶを加えていためる。
3. なべにⒷを煮立て、キャベツ、大豆もやし、にら、にんじんを入れて2～3分煮て、2の肉みそをのせてひと煮する。

おすすめのシメ ››› 中華めん

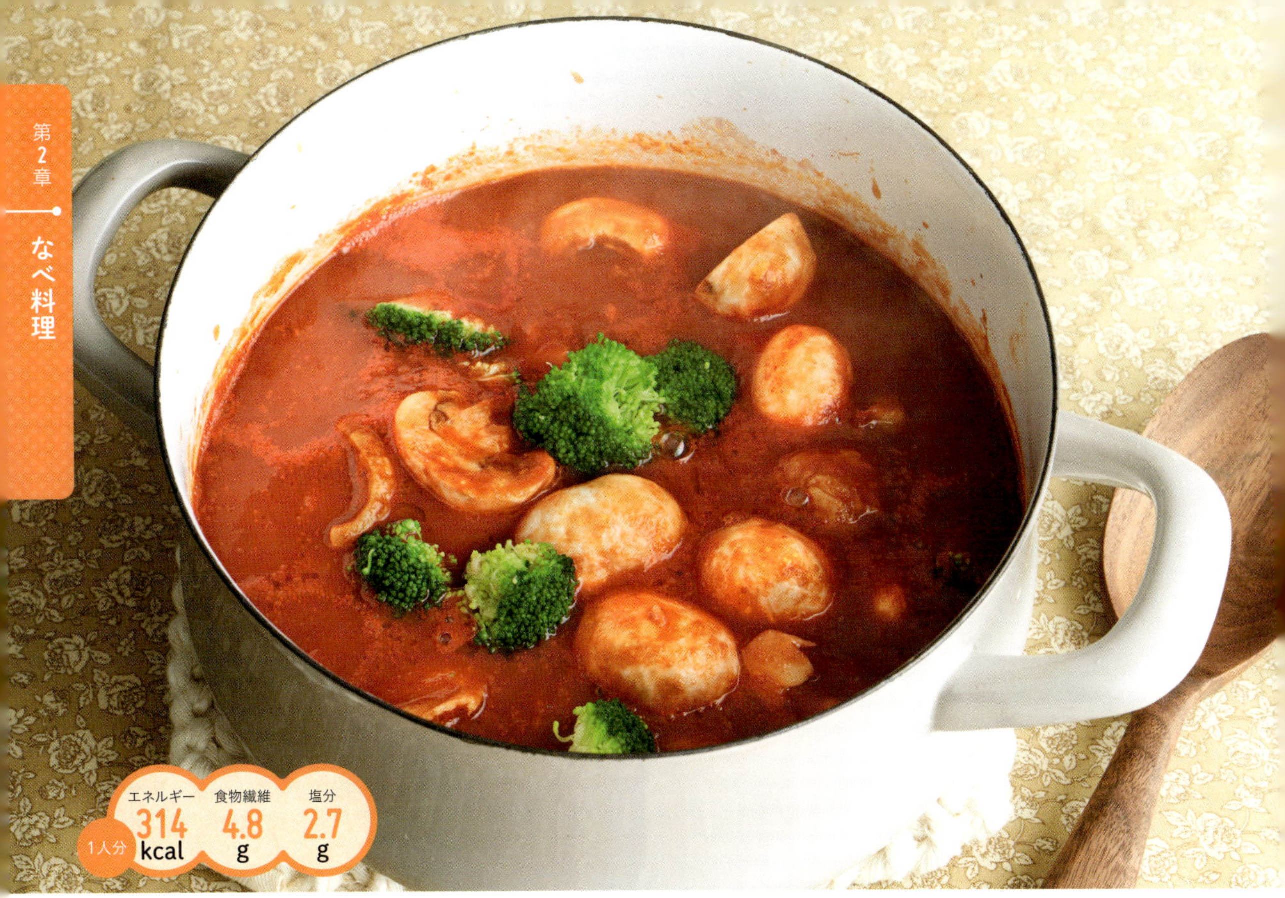

1人分 エネルギー 314 kcal　食物繊維 4.8 g　塩分 2.7 g

トマトジュースを使うのがポイント

鶏肉と野菜のトマトなべ

材料（2人分）

鶏もも肉……200g
ブロッコリー・カリフラワー……各50g
マッシュルーム……4個（60g）
にんにく……1かけ（5g）
Ⓐ トマトジュース……3カップ
Ⓐ 顆粒ブイヨン……小さじ2
オリーブ油……大さじ½
塩・あらびきこしょう……各少量

作り方

1 鶏肉は小さめの一口大に切る。ブロッコリー、カリフラワーは小房に分ける。マッシュルームは半分に切る。にんにくはつぶす。

2 なべにオリーブ油、にんにくを入れて弱火でいため、香りが立ったら、鶏肉をさっといためる。肉の色が変わったらⒶを加え、煮立ったらブロッコリー、カリフラワー、マッシュルームを加える。塩、あらびきこしょうをふる。

おすすめのシメ ››› もち麦ごはん+粉チーズ

Point 食物繊維量の多いブロッコリーやきのこを入れて。ブロッコリー、カリフラワーはゆでて冷蔵しておくと便利。マッシュルームもなべ料理向きです。

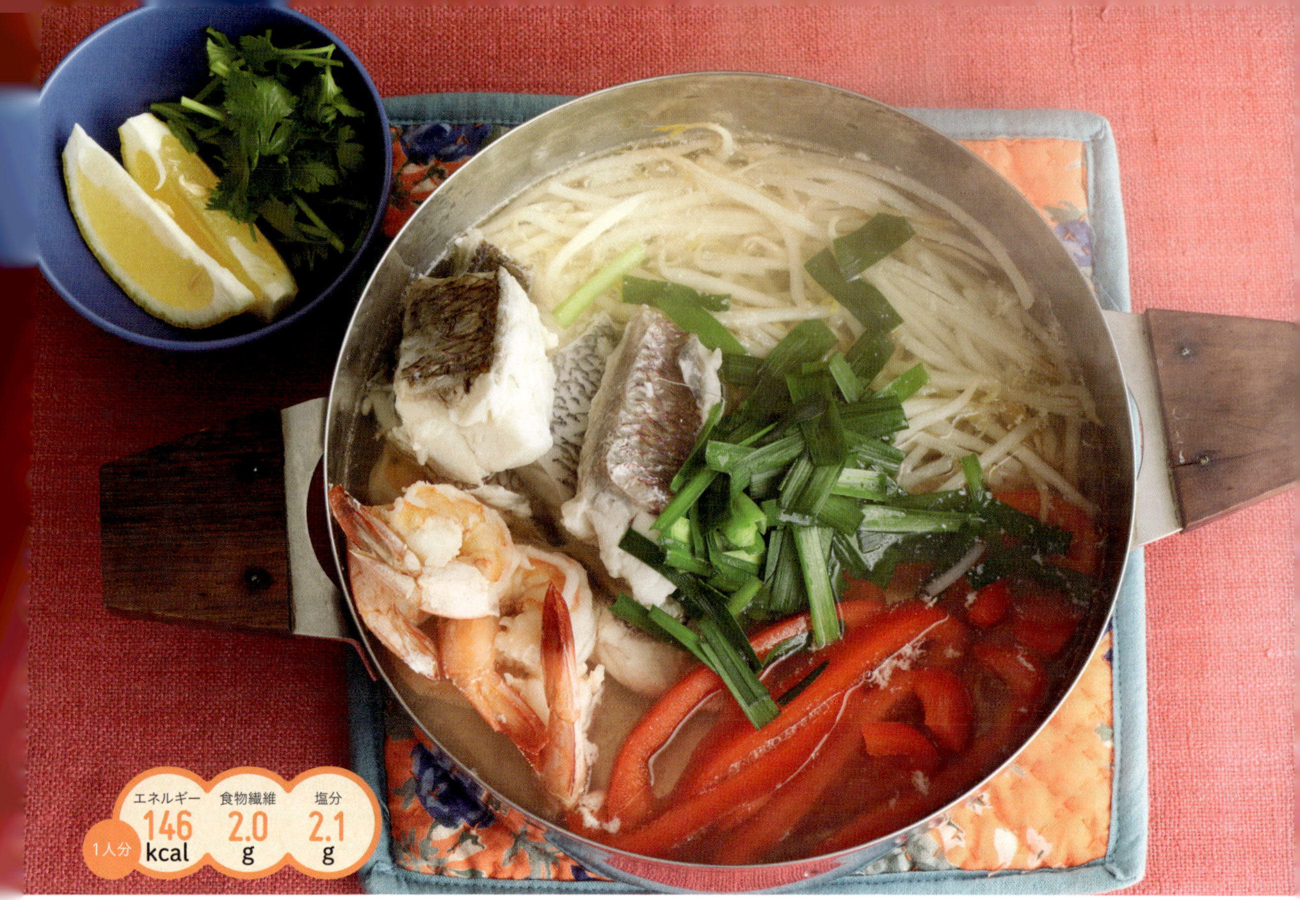
1人分
エネルギー
146
kcal
食物繊維
2.0
g
塩分
2.1
g

さっぱりとした味わいで食欲が増します

魚介のエスニック風なべ

材料 (2人分)

無頭エビ……………………6尾 (90g)
白身魚 (タラなど)
…………………………2切れ (160g)
赤パプリカ……………1個 (120g)
もやし…………………………………100g
にら…………………………¼束 (25g)

Ⓐ
- 顆粒鶏がらだし…… 小さじ1
- ナンプラー…………大さじ½
- 砂糖…………………………大さじ½
- 水…………………………2½カップ

香菜《しゃんつぁい》……………………………………適量
レモン (くし形切り)………2切れ

作り方

1 エビは殻をむき、背中に切り目を入れて背わたをとる。白身魚は一口大に切る。赤パプリカは細切りにする。もやしはひげ根をとる。にらは4〜5cm長さに切り、香菜は刻む。

2 なべにⒶを温め、エビ、白身魚、もやし、にら、パプリカを加えて5分ほど煮る。香菜、レモンを添え、食べるときに加え混ぜる。

おすすめのシメ >>> フォーまたはビーフン

Point 食物繊維も多く、彩りのよいパプリカ、にら。もやしをえのきたけにかえると、さらに食物繊維量がアップ。

第3章

小さなおかず

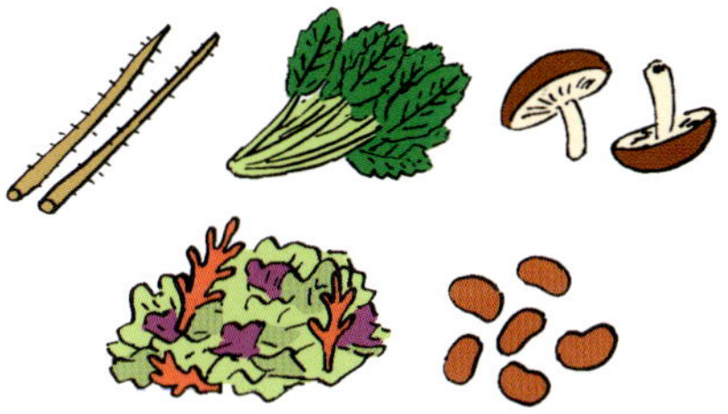

食物繊維の供給源として、毎食食べたい野菜、きのこ、
海藻・豆のおかず。じょうずに作りおきおかずも
とり入れて、たくさん食べるようにしましょう。食物繊維が
多い食材は、細かく切ったり、やわらかく煮ることで、
消化をよくすることができます。

野菜のおかず

食物繊維をしっかり摂取するのに欠かせない副菜。食物繊維を多く含む野菜を組み合わせればバッチリです！

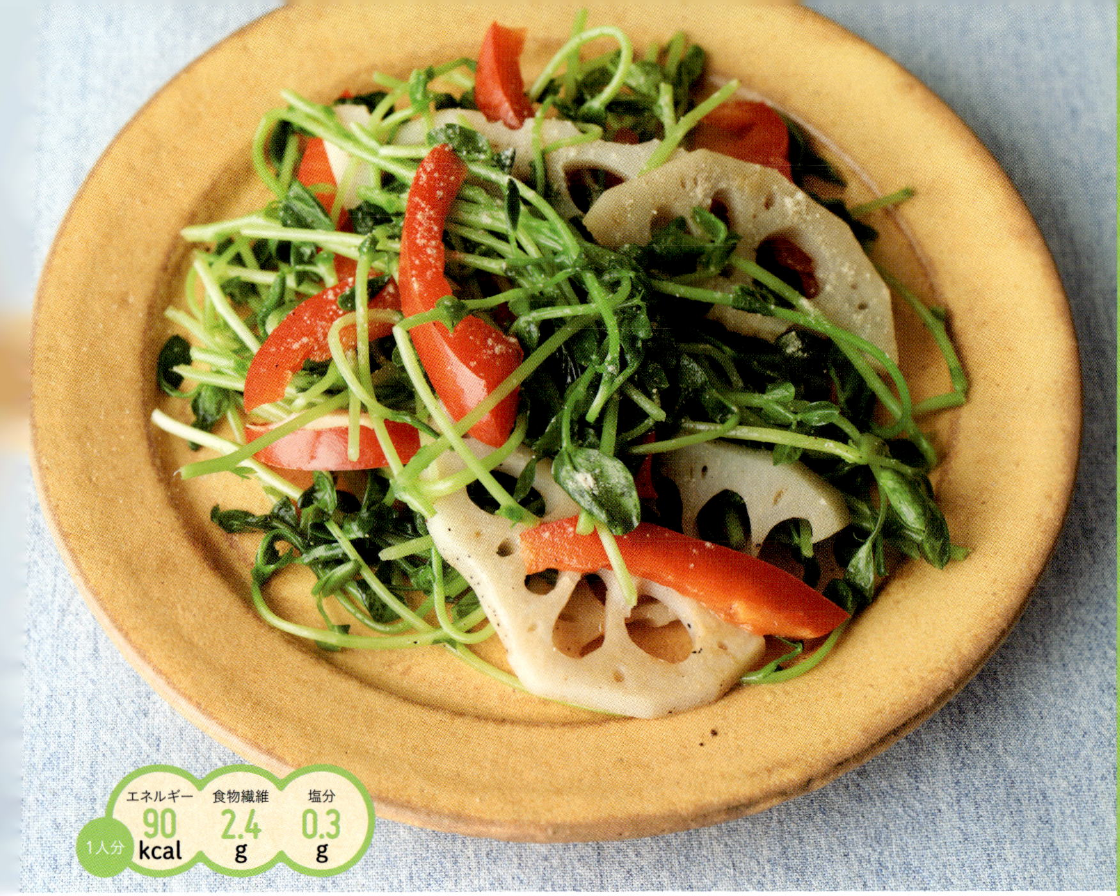
1人分
エネルギー 90 kcal
食物繊維 2.4 g
塩分 0.3 g

豆苗とれんこんのシャキシャキ食感を楽しんで

豆苗とれんこんの塩いため

材料（2人分）

豆苗……………………1パック（100g）
れんこん………………………………50g
赤パプリカ……………¼個（30g）
ごま油……………………………大さじ1
塩・あらびきこしょう……各少量

作り方

1 豆苗は根元を切り除いて長さを3等分にし、れんこんは薄い半月切りに、パプリカは細切りにする。

2 フライパンにごま油を熱し、れんこんを入れていためる。色が変わってきたら豆苗、パプリカを加えてさっといため、塩、あらびきこしょうで味をととのえる。

Point
豆苗は加熱してかさが減ると量がとりやすくなります。食物繊維の多いれんこん、赤パプリカと合わせて彩りよく。れんこんを消化よく仕上げたいときは、ゆでてからいためましょう。

エネルギー	食物繊維	塩分
1人分 164 kcal	3.8 g	0.5 g

エネルギー	食物繊維	塩分
1人分 256 kcal	9.4 g	1.0 g

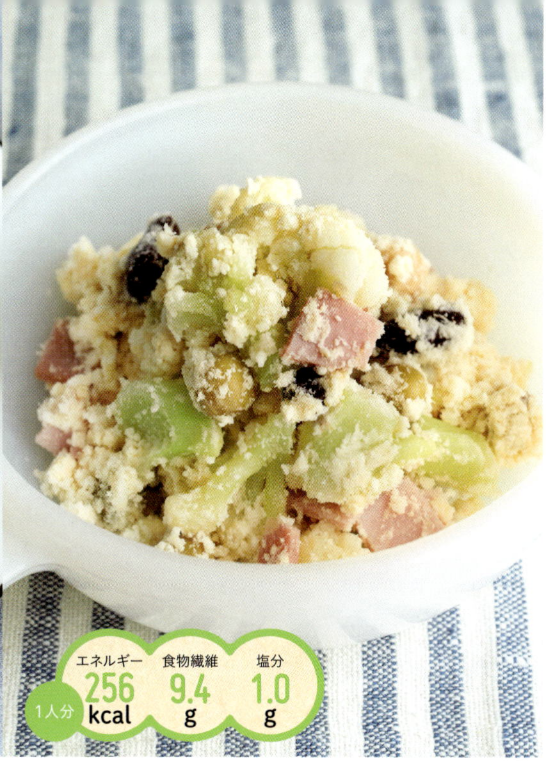

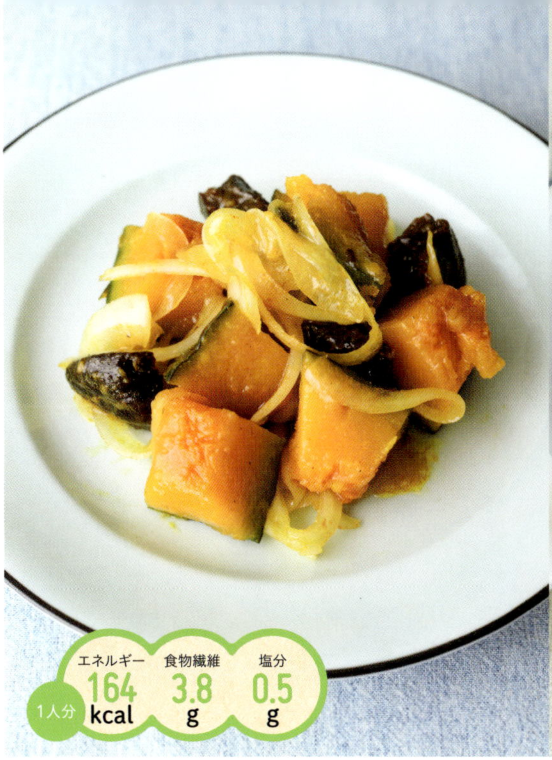

かぼちゃのカレー風味サラダ

プルーンの甘味がアクセントになっています

材料(2人分)

- かぼちゃ……………………150g
- プルーン……………3個(乾24g)
- 玉ねぎ………………1/6個(30g)
- A
  - フレンチドレッシング……………………大さじ2
  - カレー粉……………小さじ1/4

作り方

1. かぼちゃは2cm角に切り、ラップに包んで電子レンジで3分加熱する。プルーンは刻む。玉ねぎは薄切りにして水にさらし、キッチンペーパーに包んで水けをふきとる。
2. ボールに1を合わせ、Aを加えてあえる。

Point かぼちゃとプルーンは食物繊維が多いうえに、自然な甘味で味が多彩に。

おからのポテトサラダ風

おからがじゃが芋のような味わいに変身

材料(2人分)

- おから……………………100g
- サラダ油……………小さじ1
- ミックスビーンズ(ゆで)………50g
- カリフラワー………………80g
- ハム………………2枚(40g)
- A
  - マヨネーズ……………大さじ2
  - 練りがらし……………小さじ1

作り方

1. フライパンに油、おからを入れ、おからがサラサラになるまでいため、とり出してさます。
2. カリフラワーはゆでてあらく刻む。ハムは1cm大に切る。
3. ボールに1、ミックスビーンズ、2を合わせ、Aを加えてあえる。

Point 不溶性食物繊維が豊富なおからとミックスビーンズにカリフラワーを合わせました。

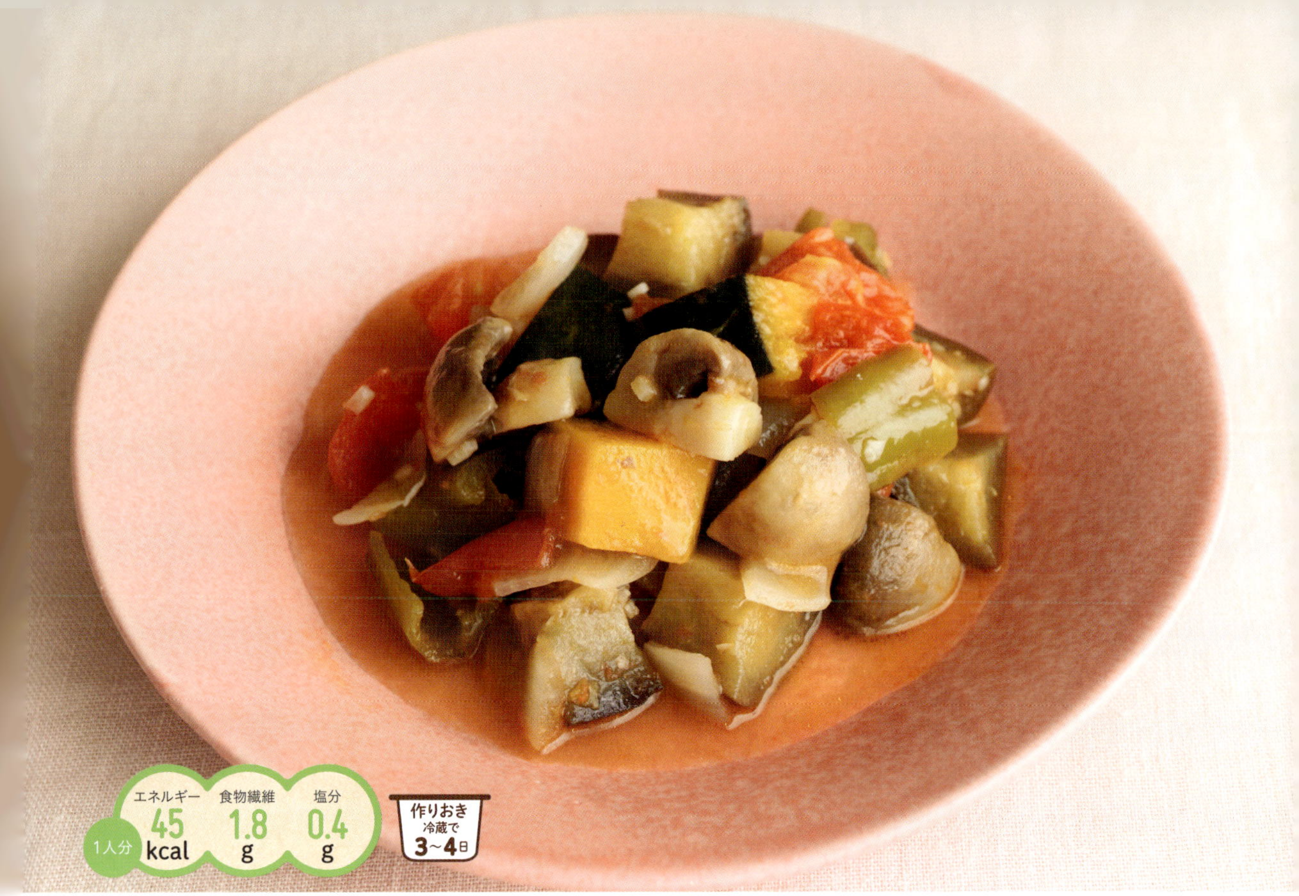

作りおき 冷蔵で 3〜4日

かぼちゃ入りラタトゥイユ

温かくても、冷たくしてもおいしい

材料（2人分×4回）

トマト	2個（300g）
なす	2本（160g）
かぼちゃ	100g
玉ねぎ	½個（100g）
ピーマン	2個（60g）
マッシュルーム	4個（60g）
にんにく	1かけ
オリーブ油	大さじ1
塩	小さじ½
こしょう	少量

作り方

1. トマトはさいの目切りにする。なすは縦4等分の2cm幅に、かぼちゃは皮を除いて2cm角に、ピーマンは2cm大に切り、マッシュルームは4等分にする。玉ねぎ、にんにくはみじん切りにする。
2. なべにオリーブ油、にんにくを入れて弱火でいためる。にんにくが色づいたらトマト以外の野菜ときのこを入れていため、全体に油がまわってしんなりとなったら、トマト、塩、こしょうを加え、ざっと混ぜて20分ほど煮る。

Point かぼちゃやマッシュルームで食物繊維をとります。玉ねぎ、にんにくには腸の善玉菌の餌になるオリゴ糖が含まれるので、腸内環境がアップします。

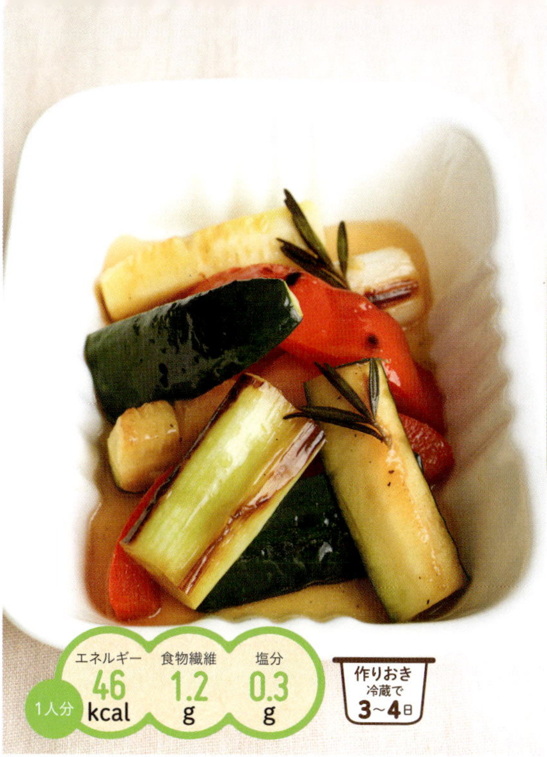

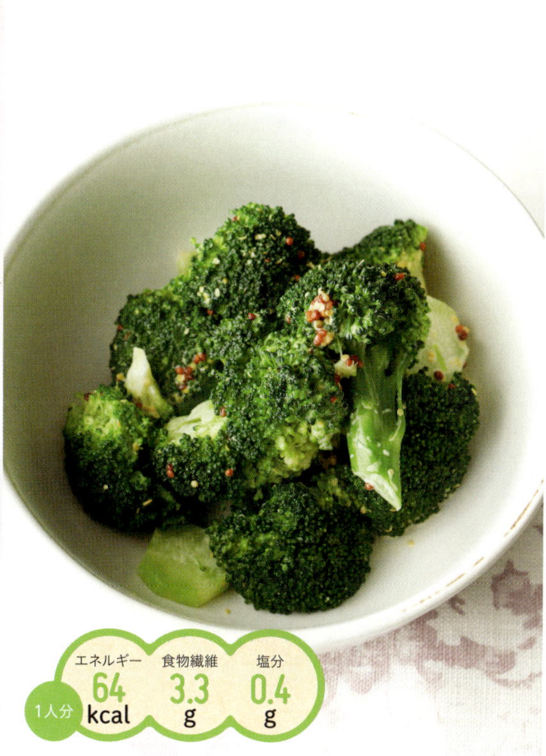

1人分 エネルギー 46 kcal　食物繊維 1.2 g　塩分 0.3 g　作りおき冷蔵で3~4日

1人分 エネルギー 64 kcal　食物繊維 3.3 g　塩分 0.4 g

ミックスピクルス
常備菜があるといざというときに便利

材料（2人分×3回）

- ズッキーニ……………1本（200g）
- 赤パプリカ……………1個（120g）
- ねぎ……………………1本（100g）
- A
  - 酢・はちみつ・オリーブ油……各大さじ1
  - 塩……………………小さじ1/3
  - ローズマリー………1枝

作り方

1. ズッキーニは縦4等分の3cm長さに、パプリカは1cm幅に、ねぎは4cm長さに切る。
2. 1を魚焼きグリルかフライパンで焼き色がつくまで焼く。
3. 保存容器にAを合わせ、2を加えて10分以上つける。

Point はちみつには腸の善玉菌の餌になるオリゴ糖が含まれるので、甘味料としてぜひとり入れましょう。

ブロッコリーのマスタードあえ
ブロッコリー以外の野菜にも合う

材料（2人分）

- ブロッコリー…………………150g
- A
  - マヨネーズ・粒入りマスタード……各小さじ2

作り方

1. ブロッコリーは小房に分け、ゆでてざるにあげて冷ます。
2. ボールに1を入れ、合わせたAを加えてあえる。

Point 緑黄色野菜のブロッコリーは食物繊維も豊富で栄養満点です。

食物繊維をより手軽にとるくふう

野菜はゆでてストックしましょう

日々の食事で食物繊維をとるには、食物繊維量の多い野菜をゆでて
冷蔵保存するのがおすすめです。そのままつけ合わせにするのはもちろん、
あえ物やサラダにしたり、食物繊維をちょい足ししたいときに便利です。

調理しやすい形状でゆでておくだけ！

ミックスゆで野菜

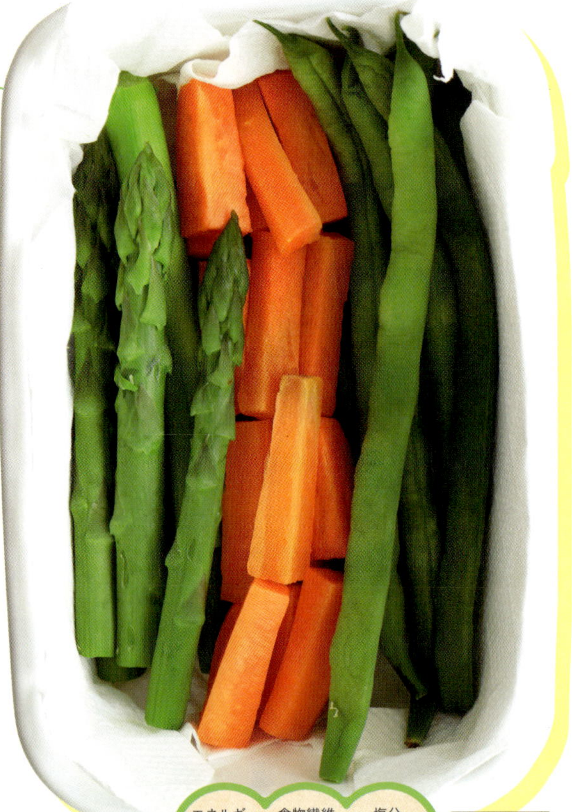

材料（2人分×2回）

さやいんげん……100g
グリーンアスパラガス……4本（80g）
にんじん……½本（90g）

作り方

1 さやいんげんはへたを切り除いて筋をとる。アスパラガスは根元を落とす。にんじんは縦4〜6等分の3cm長さに切る。

2 なべに湯を沸かし、さやいんげん、アスパラガス、にんじんの順に入れてさやいんげんとアスパラガスは2分、にんじんは4〜5分ゆでる。ざるにあげ、湯をきる。

3 キッチンペーパーを敷いた保存容器に**2**を入れる。

1人分　エネルギー 18 kcal　食物繊維 1.5 g　塩分 0 g

作りおき 冷蔵で 2〜3日

ほかにもおすすめ！

ブロッコリー、カリフラワーもゆでて保存するのに向いています。
青菜はゆでて水けを絞っておけば、冷蔵で2〜3日保存できます。

ピーナッツバターのこくとポン酢しょうゆのさわやかさが合う

さやいんげんとにんじんのピーナッツバターあえ

アレンジ 1

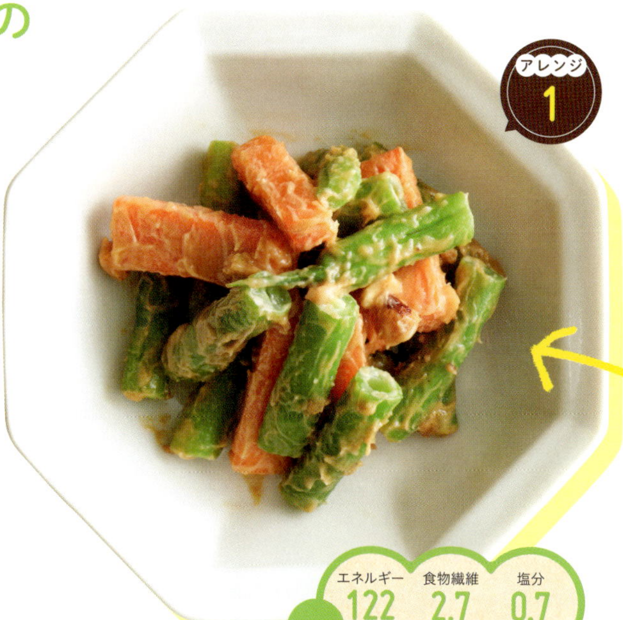

材料(2人分)

ゆでさやいんげん(50ページ参照)……80g
ゆでにんじん(50ページ参照)……70g
Ⓐ ピーナッツバター……30g
Ⓐ ポン酢しょうゆ……大さじ1

作り方

1 さやいんげんは食べやすい長さに切る。
2 ボールに1とにんじんを入れ、合わせたⒶを加えてあえる。

Point ゆで野菜があれば、あえ衣を作ってあえるだけで1品ができます。

1人分 エネルギー 122 kcal 食物繊維 2.7 g 塩分 0.7 g

箸《はし》休めにぴったりの1品

アスパラガスの梅肉あえ

アレンジ 2

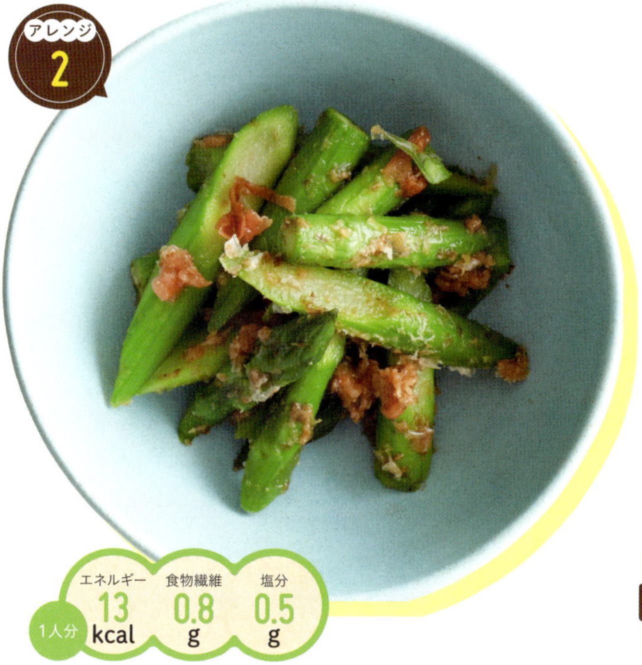

1人分 エネルギー 13 kcal 食物繊維 0.8 g 塩分 0.5 g

材料(2人分)

ゆでグリーンアスパラガス(50ページ参照)……4本(80g)
梅干し……1個(6g)
Ⓐ 削りガツオ……½袋(1.5g)
Ⓐ しょうゆ……少量

作り方

1 アスパラガスは斜めに切る。
2 梅干しは種を除いてたたき刻み、ボールに入れる。Ⓐを加えてよく混ぜ、1を加えてあえる。

Point 梅味に、食物繊維の多いさやいんげんやブロッコリー、カリフラワーも合います。

きのこのおかず

食物繊維が多いきのこは、毎日食べたいもの。きのこたっぷりの副菜のレパートリーをぜひ覚えましょう。

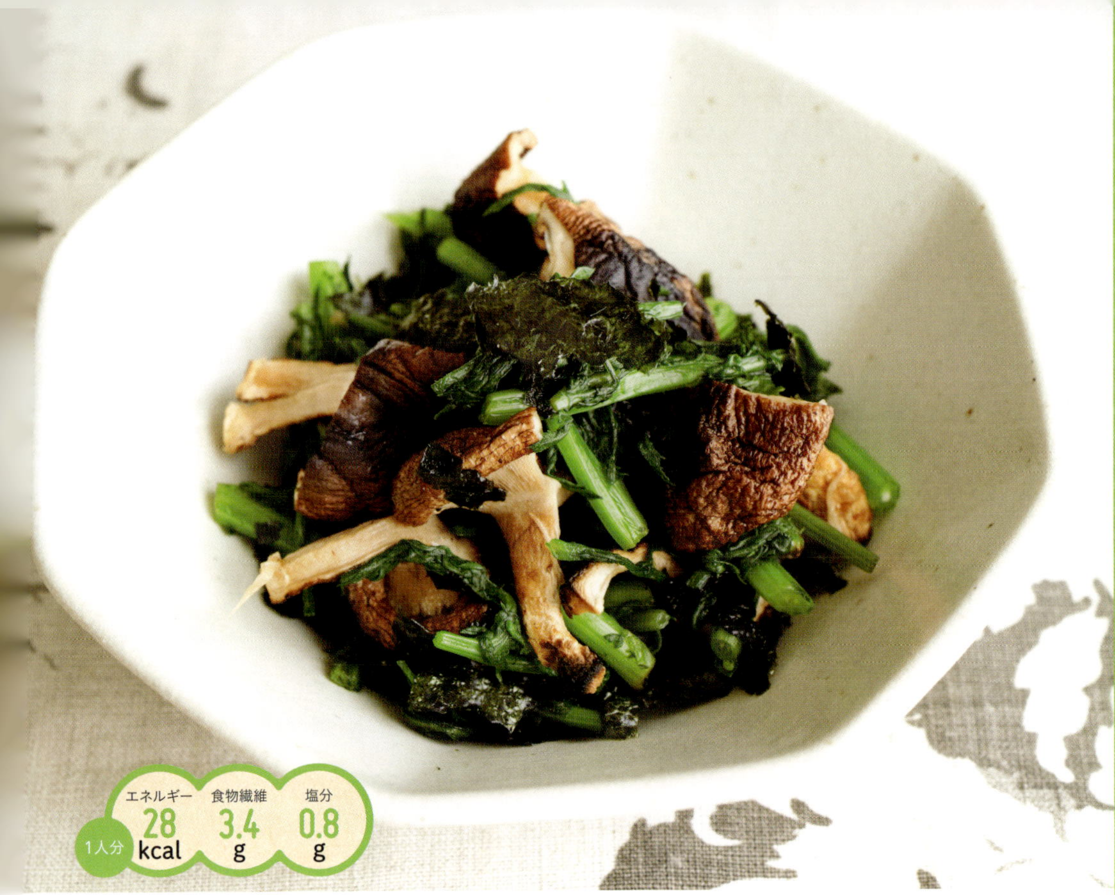

1人分　エネルギー 28kcal　食物繊維 3.4g　塩分 0.8g

生しいたけは焼いて香ばしく

焼きしいたけと春菊ののりあえ

材料(2人分)

生しいたけ……………4枚(60g)
春菊……………………½束(100g)
焼きのり…………… 全型1枚(3g)
Ⓐ しょうゆ・みりん
……………………各大さじ½

作り方

1 しいたけは石づきを除き、魚焼きグリルで5分ほど焼き、食べやすく裂く。春菊はゆでて水にとり、水けを絞って3cm長さに切る。のりはちぎる。

2 ボールにしいたけを入れ、春菊、Ⓐ、のりを加えてあえる。

Point
青菜の中でも食物繊維が豊富な春菊に、しいたけを合わせました。のりも食物繊維が多いので、あえ物やトッピングに積極的にとり入れましょう。

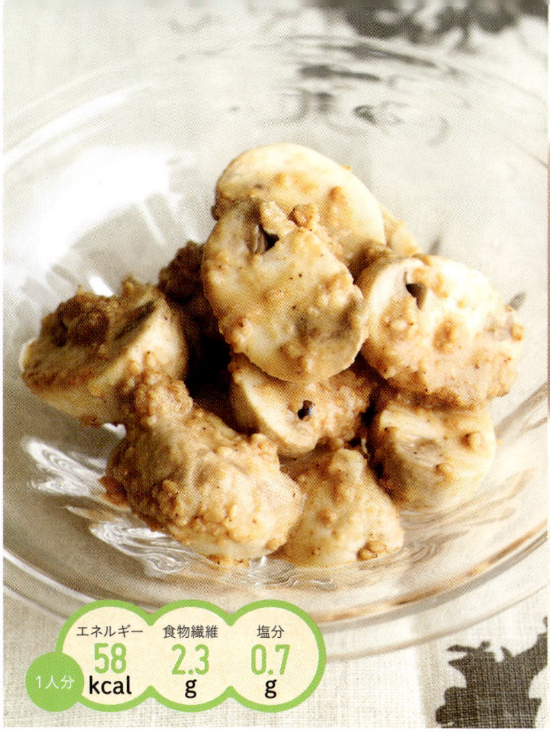
1人分
エネルギー 58 kcal
食物繊維 2.3 g
塩分 0.7 g

生マッシュルームのほのかな甘味がくせになります

マッシュルームのごま酢あえ

材料(2人分)

- マッシュルーム……10個(150g)
- 酢……小さじ1
- Ⓐ うす口しょうゆ……大さじ½
- Ⓐ 酢……大さじ1
- Ⓐ すり白ごま……大さじ2
- Ⓐ ごま油……小さじ½

作り方

1 マッシュルームは半分に切り、酢をふってなじませる。

2 ボールにⒶを合わせ、1を加えてあえる。

Point きのこは食物繊維が豊富。ごまをこまめに使って食物繊維量をアップします。

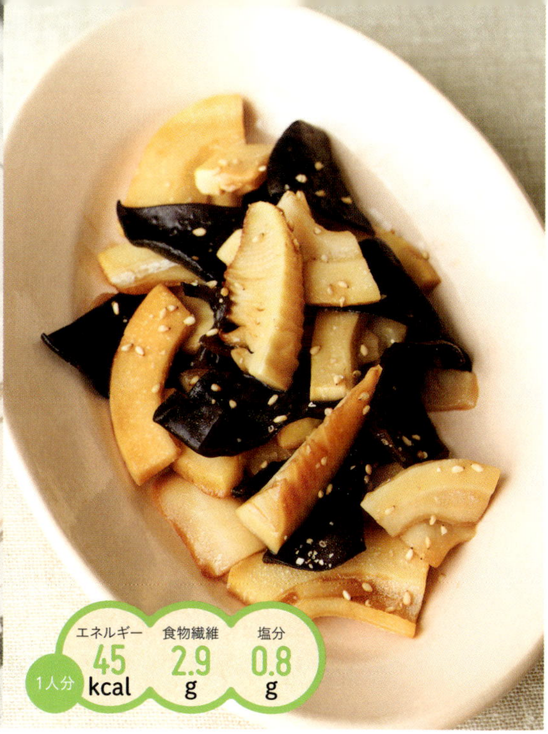
1人分
エネルギー 45 kcal
食物繊維 2.9 g
塩分 0.8 g

オイスターソースのうま味がからんでおいしい

きくらげと竹の子のいため物

材料(2人分)

- きくらげ……4枚(乾4g)
- ゆで竹の子……100g
- ごま油……小さじ1
- Ⓐ オイスターソース・しょうゆ・酒……各小さじ1
- いり白ごま……少量

作り方

1 きくらげは水でもどし、水けをきって食べやすい大きさに切る。竹の子は薄切りにする。

2 フライパンにごま油を熱し、1を入れていため、合わせたⒶをまわし入れ、味をととのえる。白ごまをふりかける。

Point きくらげは不溶性食物繊維が多い乾物。常備しておくと便利です。

辛味が苦手な人は、赤とうがらしをこしょうにかえて

きのことカリフラワーのペペロンチーノ

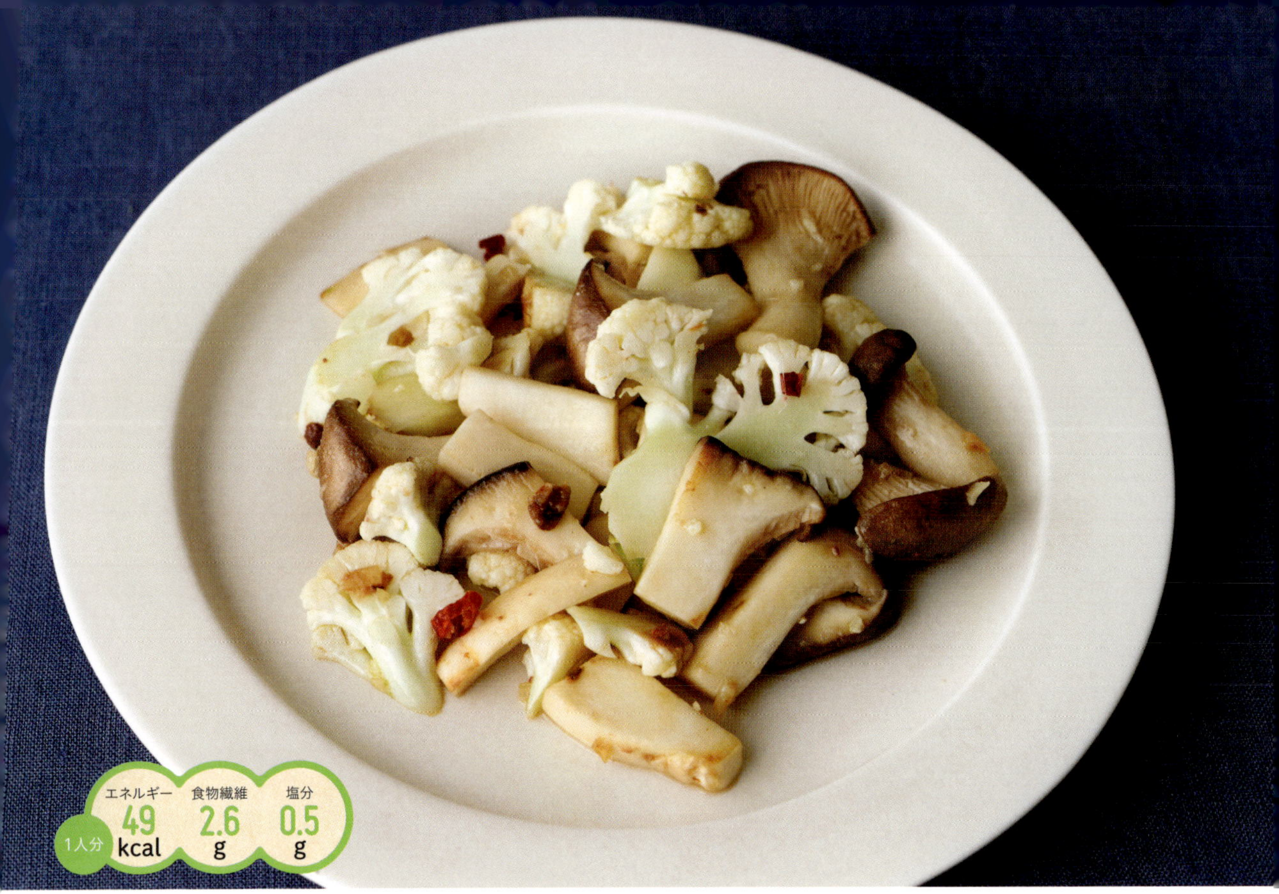

1人分　エネルギー 49kcal　食物繊維 2.6g　塩分 0.5g

材料（2人分）

エリンギ……100g
カリフラワー……50g
にんにく……½かけ
赤とうがらし（小口切り）……少量
アンチョビーフィレ…1枚（約3g）
オリーブ油……大さじ½
塩……少量

作り方

1 エリンギは長さを半分に切り、縦に薄切りにする。カリフラワーは薄切りにする。にんにくはみじん切りにする。アンチョビーは刻む。

2 フライパンにオリーブ油、にんにくを入れて弱火でいため、香りが立ったらエリンギ、カリフラワー、赤とうがらし、アンチョビーを加えていため、塩で味をととのえる。

Point　食物繊維の多いきのことカリフラワーを組み合わせて。きのこはエリンギのかわりにしめじ、生しいたけでも食物繊維量はさほど変わりません。

第3章 きのこのおかず

1人分 エネルギー 74 kcal／食物繊維 1.7 g／塩分 0.1 g　作りおき 冷蔵で 7〜10日

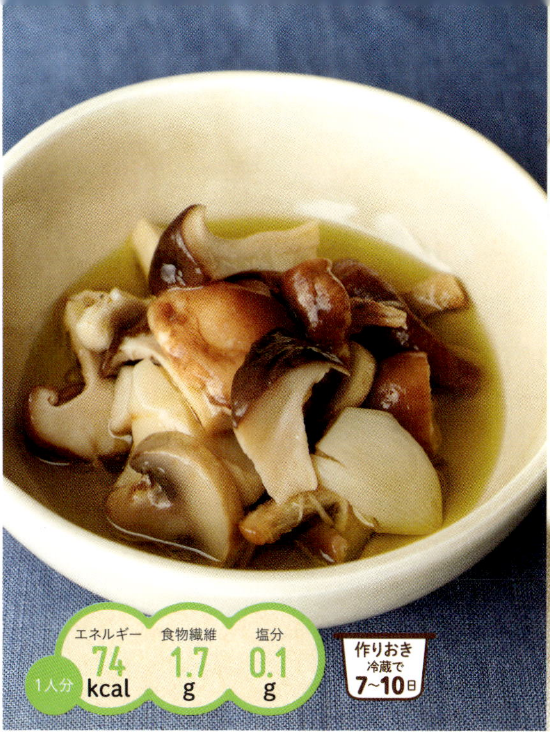

きのこのマリネ

ごはんにも酒にも合う。箸休めに◎

材料（2人分×4回）
- エリンギ……………………大3本（180g）
- 生しいたけ…………………8枚（120g）
- マッシュルーム……………1パック（95g）
- にんにく（つぶす）…………1かけ
- Ⓐ
  - 白ワイン・水………各½カップ
  - 白ワインビネガー………¼カップ
  - 塩…………………………小さじ¼
- Ⓑ
  - ロリエ……………………1枚
  - 赤とうがらし（種を除く）……1本
  - オリーブ油………………½カップ

作り方

1. エリンギは7mm厚さの短冊切りに、しいたけは石づきを除いて7mm厚さの薄切りに、マッシュルームは5mm厚さの薄切りにする。
2. なべにⒶ、にんにくを入れて煮立てる。きのこを加え、穴じゃくしで押して沈めながら5分ほど煮る。
3. 保存容器に移してⒷを加え、あら熱がとれるまでなじませる。

Point 食物繊維の豊富なきのこは、好みで組み合わせて。

1人分 エネルギー 16 kcal／食物繊維 1.2 g／塩分 0.7 g　作りおき 冷蔵で 3〜4日

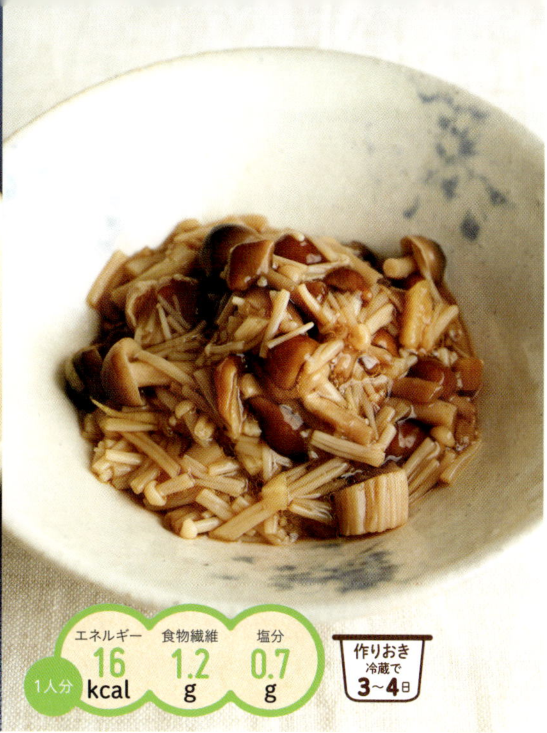

きのこのしぐれ煮

そのまま食べるのはもちろん、肉や野菜とあえても

材料（2人分×4回）
- なめこ………………………1袋（100g）
- しめじ類……………………1パック（90g）
- えのきたけ…………………1パック（80g）
- しょうが……………………1かけ
- しょうゆ・みりん・酒……各大さじ2

作り方

1. しめじ、えのきたけは石づきを除き、しめじは長さを半分に、えのきたけは1.5cm長さに切る。しょうがはせん切りにする。
2. なべに全材料を入れ、汁けが少なくなるまで5分ほど煮る。

Point そのまま食べるほか、野菜、ごはんやめん類と合わせたり、卵焼きの具に加えたりして、食物繊維量をアップ！

食物繊維をより手軽にとるくふう

きのこはいためてストックしましょう

食物繊維量をたくさんとりたいときの味方、きのこ。
いろいろなきのこを組み合わせると、より味わい深く
おいしいので、作りおきしてほしい食材です。

きのこは3、4種類を組み合わせるとおいしい！

きのこの塩いため

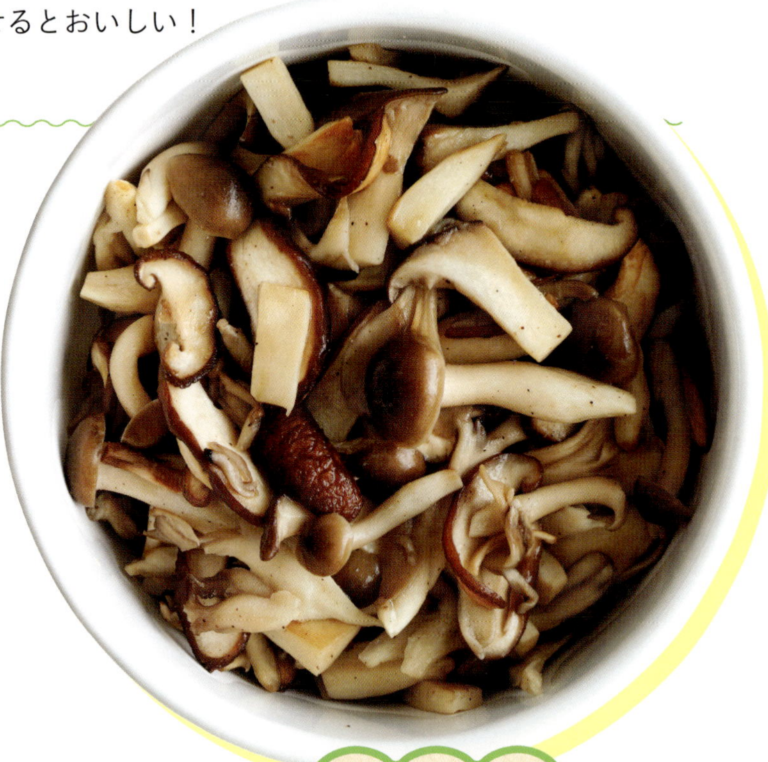

材料（2人分×4回）

生しいたけ……1パック（120g）
エリンギ……1パック（100g）
しめじ類・まいたけ……各1パック（90g）
サラダ油……大さじ1
塩……小さじ⅔
こしょう……少量

作り方

1 しいたけは石づきを除いて薄切りに、エリンギは半分の長さに切って薄切りにする。しめじは石づきを除いてほぐし、まいたけもほぐす。

2 フライパンに油を熱し、1を入れていため、塩、こしょうで味をととのえる。

1人分 エネルギー 23kcal 食物繊維 1.9g 塩分 0.5g

作りおき 冷蔵で 3～4日

ほかにもおすすめ！

きのこは生のままで冷凍保存ができます。軸や石づきが除いてあったり、小房に分けてあったりするだけでも、急いでいるときは楽です。冷凍のままとり出していためても、加熱時間はさほどかかりません。

キムチとあえるだけ

きのこのキムチあえ

材料（2人分）

きのこの塩いため（56ページ参照）…100g（約¼量）
キムチ……………………………………………………50g

作り方

キムチは刻んでボールに入れ、きのこの塩いためを加えてあえる。

Point キムチは食物繊維だけでなく、乳酸菌もとれるので、腸内環境の改善におすすめの食材です。

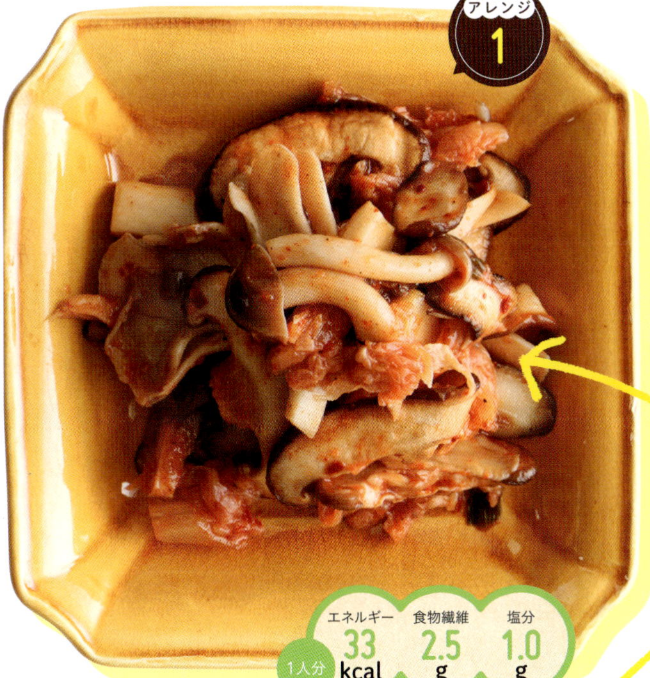

アレンジ 1

1人分 エネルギー 33 kcal　食物繊維 2.5 g　塩分 1.0 g

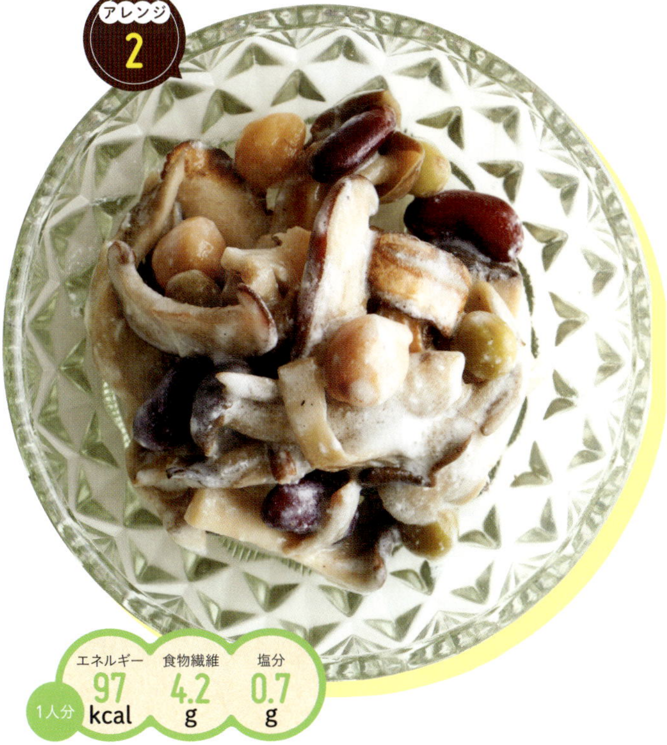

アレンジ 2

1人分 エネルギー 97 kcal　食物繊維 4.2 g　塩分 0.7 g

ヨーグルトで乳酸菌もプラスします

きのこと豆のサラダ

材料（2人分）

きのこの塩いため（56ページ参照）
……………………………………100g（約¼量）
ミックスビーンズ（ゆで）…………………50g
Ⓐ フレンチドレッシング……………大さじ1
Ⓐ プレーンヨーグルト………………大さじ1

作り方

ボールにきのこの塩いため、ミックスビーンズを合わせ、Ⓐを加えてあえる。

Point きのこと豆を組み合わせれば、食物繊維量は大幅にアップします。ヨーグルトで乳酸菌もプラス。

海藻や豆にも食物繊維が豊富に含まれています。野菜やきのこに海藻や豆を組み合わせると、水溶性と不溶性の食物繊維がバランスよくとれます。

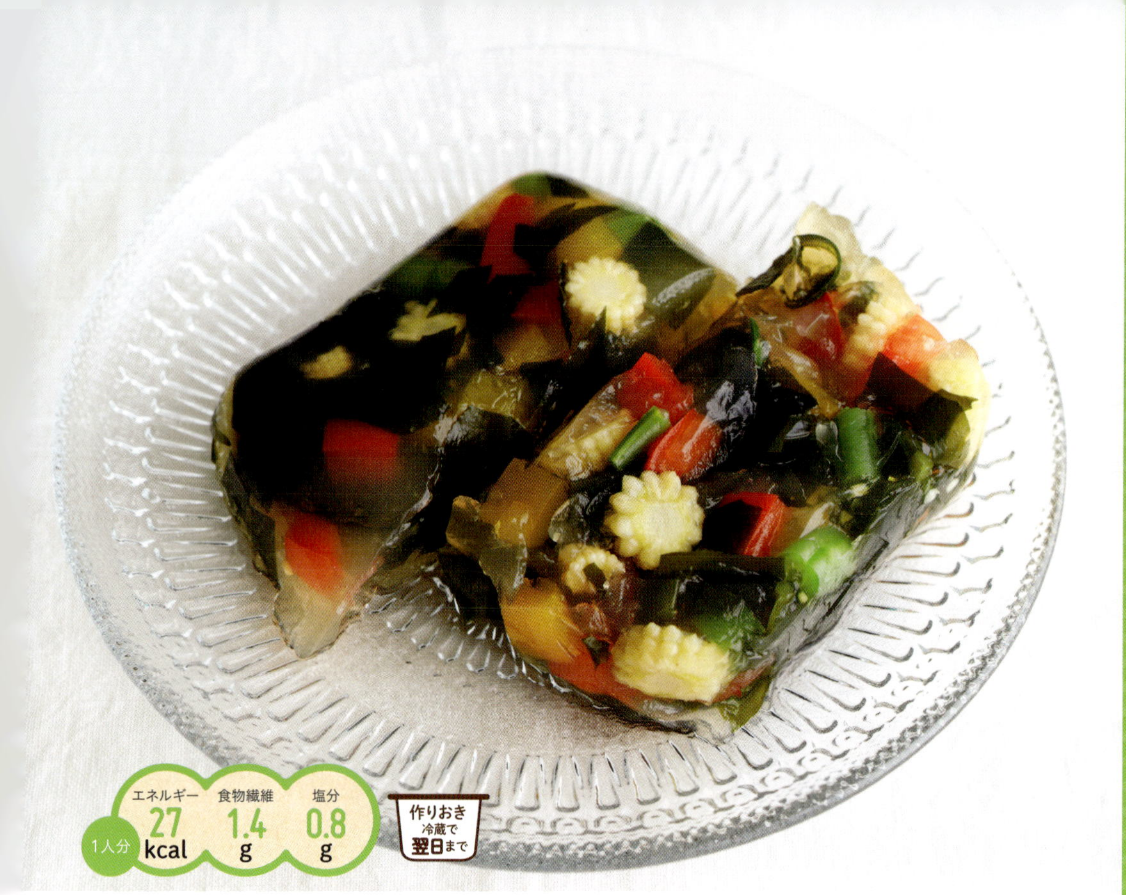

1人分 エネルギー 27kcal 食物繊維 1.4g 塩分 0.8g

作りおき 冷蔵で翌日まで

彩りのよい野菜を組み合わせるときれい

わかめと野菜のかんてん寄せ

材料（2人分×2回）※

- 生わかめ……30g
- パプリカ（赤・黄）……各$\frac{1}{4}$個（各30g）
- さやいんげん……4本（28g）
- ヤングコーン（水煮缶詰め）……2本（20g）
- Ⓐ 水……$1\frac{1}{2}$カップ
- Ⓐ 顆粒ブイヨン……小さじ2
- Ⓐ 粉かんてん……2g

※11cm×14cm×4.5cmの型1個分。

作り方

1. パプリカはさいの目切りにする。さやいんげんはへたを切り除いて筋をとり、1cm長さに切る。ヤングコーンは5mm長さに切る。
2. わかめは一口大に切る。
3. なべにⒶ、1を入れて火にかけ、煮立ったら1分煮る。2を加えて混ぜ、型に入れてあら熱をとり、冷蔵庫に30分〜1時間おいて冷やしかためる。食べやすい大きさに切る。

Point 水溶性食物繊維が豊富な海藻のわかめに、食物繊維が多いヤングコーンを組み合わせました。旬の時期は生も出まわりますが、水煮缶を使うと手軽です。

第3章 海藻・豆のおかず

1人分 エネルギー 25 kcal　食物繊維 1.8 g　塩分 0.3 g　作りおき 冷蔵で3〜4日

1人分 エネルギー 24 kcal　食物繊維 2.0 g　塩分 0.4 g　作りおき 冷蔵で3〜4日

ひじきとしいたけの梅煮

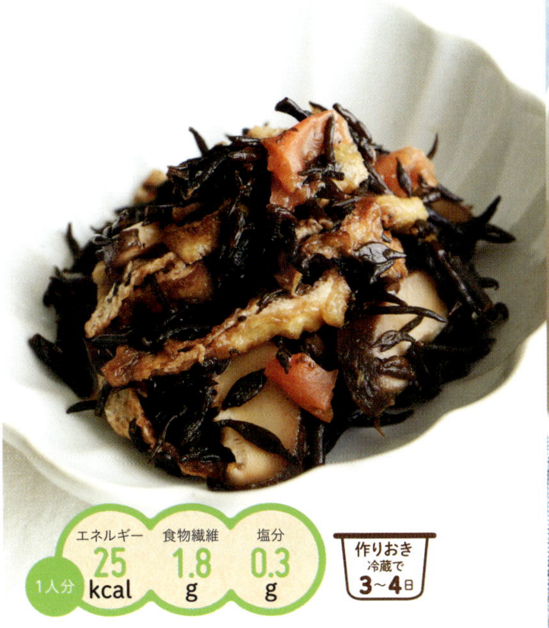

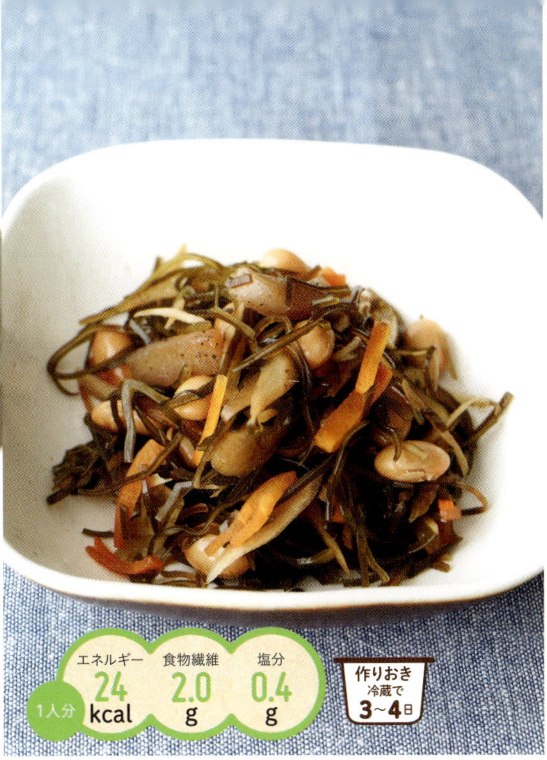

そのまま食べても、ごはんや豆腐と混ぜてもおいしい

材料(2人分×4回)

- 芽ひじき……………………乾20g
- 干ししいたけ………小4枚(乾8g)
- 油揚げ……………………1枚(30g)
- 梅干し……………………2個(12g)
- だし………………………½カップ
- みりん………………………大さじ1
- しょうゆ……………………小さじ1

作り方

1. 芽ひじきは水でもどす。干ししいたけは水でもどし、石づきを除いて薄切りにする。油揚げは1cm幅に切り、梅干しは種を除いてたたき刻む。
2. なべに全材料を入れて落としぶたをし、汁けがなくなるまで15分ほど煮る。

Point 海藻にきのこを合わせ、食物繊維量をアップします。うま味も増します。

切りこんぶと大豆の煮物

切りこんぶのうま味が野菜になじんでおいしい

材料(2人分×4回)

- 切りこんぶ…………………乾20g
- 大豆(ゆで)・ごぼう・こんにゃく
　……………………………各50g
- にんじん……………………20g
- だし………………………½カップ
- しょうゆ・みりん……… 各大さじ1

作り方

1. 切りこんぶは水でもどし、食べやすい長さに切る。ごぼうは笹がきに、にんじんはせん切りに、こんにゃくは短冊切りにする。
2. なべに全材料を入れて落としぶたをし、汁けがなくなるまで15分ほど煮る。

Point 食物繊維の多い海藻、根菜、豆は、組み合わせると水溶性、不溶性がバランスよく補えます。

いんげん豆とさつま芋のレモン煮

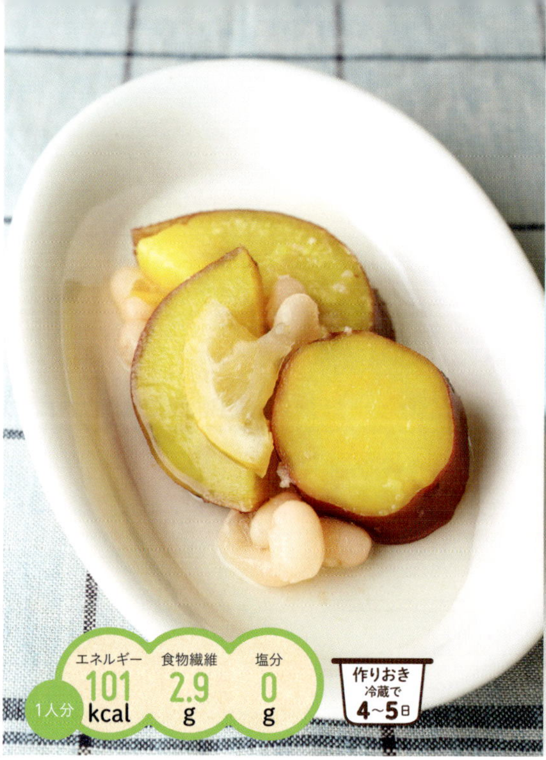

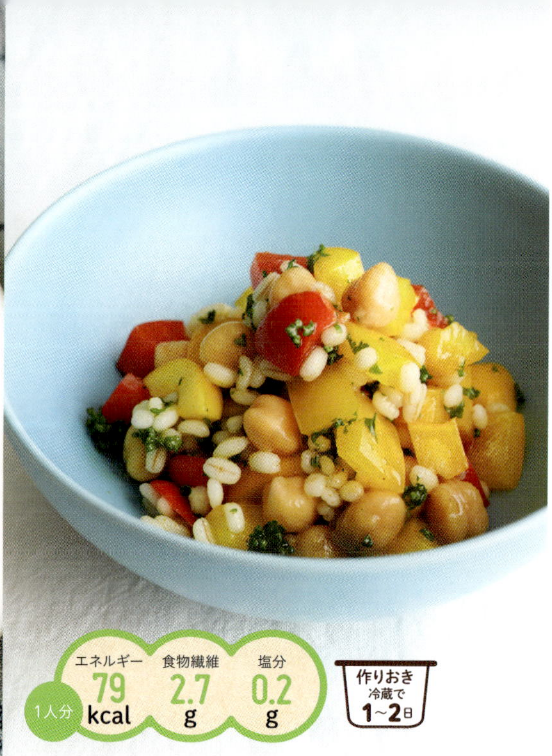

レモンのさわやかな甘味がいんげん豆に合う

材料（2人分×4回）

白いんげん豆（ゆで）	100g
さつま芋	皮つき300g
A 水	1カップ
砂糖	60g
レモン（いちょう切り）	¼個

作り方

1. さつま芋は1cm厚さの輪切り、または半月切りにする。さっとゆでて、水で洗う。
2. なべにAを煮立て、1、白いんげん豆、レモンを加え、5分ほど煮る。火を消し、さめるまでおく。

Point いんげん豆（乾物）はゆで、小分けにして冷凍保存が可能です。煮物やスープ、サラダなどに凍ったまま加えるだけで、手軽に食物繊維量をアップできます。

ひよこ豆のスパイシーサラダ

もち麦が適度にドレッシングを吸います

材料（2人分×2回）

ひよこ豆（ゆで）	50g
パプリカ（赤・黄）	各½個（各60g）
もち麦	乾20g
パセリ（みじん切り）	大さじ1
カレー粉	小さじ½
フレンチドレッシング	大さじ2

作り方

1. もち麦はゆでてざるにあげ、湯をきる。パプリカはさいの目に切ってさっとゆで、湯をきる。
2. ボールに全材料を入れてあえる。

Point 水溶性食物繊維が多いもち麦が便のやわらかさを調整してくれます。

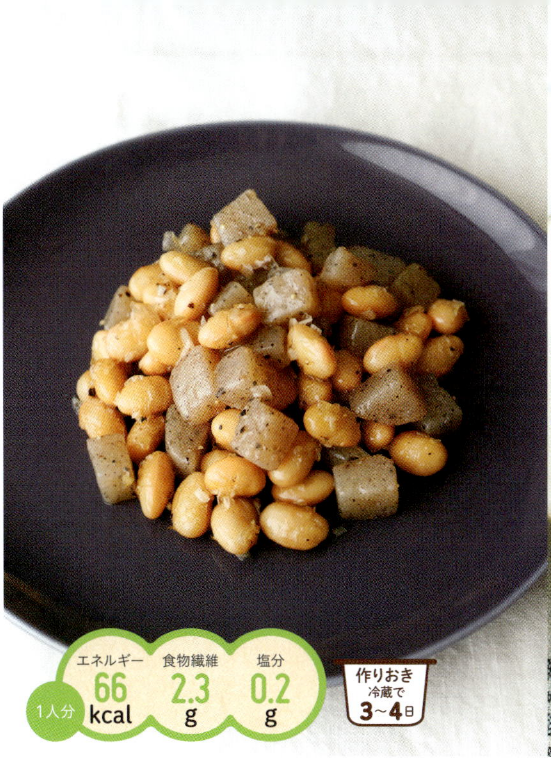
1人分
エネルギー 66 kcal
食物繊維 2.3 g
塩分 0.2 g
作りおき 冷蔵で 3～4日

大豆のガーリックいため

にんにくの風味で食欲がアップします

材料（2人分×2回）

- 大豆（ゆで）・こんにゃく……各100g
- にんにく……1かけ
- オリーブ油……大さじ1
- 塩・あらびきこしょう……各少量

作り方

1. こんにゃくはさいの目切りに、にんにくはみじん切りにする。
2. フライパンにオリーブ油、にんにくを入れて弱火でいため、香りが立ったらこんにゃくを入れていりつける。大豆を加え、塩、あらびきこしょうで味をととのえる。

Point 大豆はひよこ豆やミックスビーンズなど、ほかの豆でもOK！

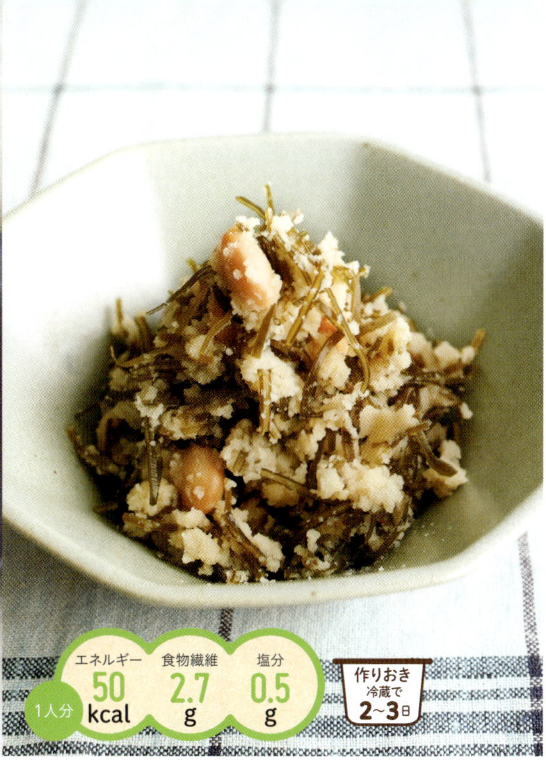
1人分
エネルギー 50 kcal
食物繊維 2.7 g
塩分 0.5 g
作りおき 冷蔵で 2～3日

切りこんぶのうの花煮

切りこんぶを入れるとうま味がアップ

材料（2人分×4回）

- おから……100g
- 大豆（ゆで）……50g
- 切りこんぶ……乾15g
- サラダ油……大さじ1
- Ⓐ うす口しょうゆ・みりん……各大さじ1
- Ⓐ だし……1カップ

作り方

1. 切りこんぶは水でもどし、水けをきり、食べやすい長さに切る。
2. フライパンに油を熱し、おからをいためる。1、大豆を加えてさっといため、Ⓐを加えて汁けがなくなるまで15分煮る。

Point 水溶性食物繊維を海藻で摂取し、おから、大豆からも食物繊維をとります。

スープ

スープは野菜、きのこ、海藻、豆などの食物繊維が多い食材を組み合わせやすいのでおすすめです。やわらかく煮たり、ポタージュにすると、消化がよくなります。

野菜は残り物を組み合わせてもおいしい

ミネストローネ

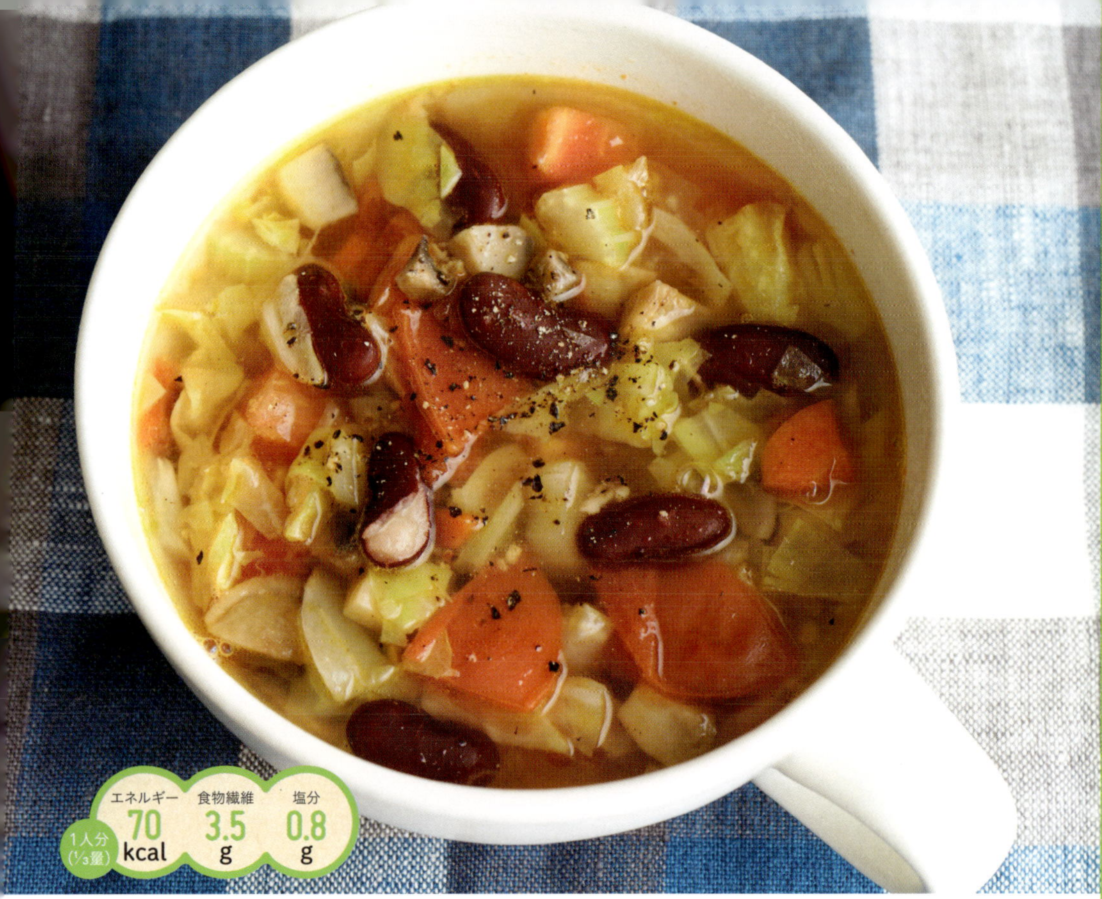

1人分（⅓量）　エネルギー 70kcal　食物繊維 3.5g　塩分 0.8g

材料（2〜3人分）

トマト……………………小1個（130g）
キャベツ…………………1枚（50g）
赤いんげん豆（ゆで）…………50g
マッシュルーム………2個（30g）
にんじん…………………2cm（30g）
セロリ……………………4cm（25g）
オリーブ油………………小さじ2
Ａ［水……………………2½カップ
　　顆粒ブイヨン………大さじ½
塩・あらびきこしょう……各少量

作り方

1 トマト、にんじん、セロリは1cm角、キャベツは1cm大に切る。マッシュルームは薄切りにする。

2 なべにオリーブ油を熱し、1、いんげん豆を入れていためる。Ａを加え、野菜がやわらかくなるまで10分ほど煮て、塩、あらびきこしょうで味をととのえる。

Point 野菜に、きのこ類、豆類をプラスすると、食物繊維量がぐっと増えます。好みのものを数種類組み合わせれば、おいしさも食物繊維量も大満足。

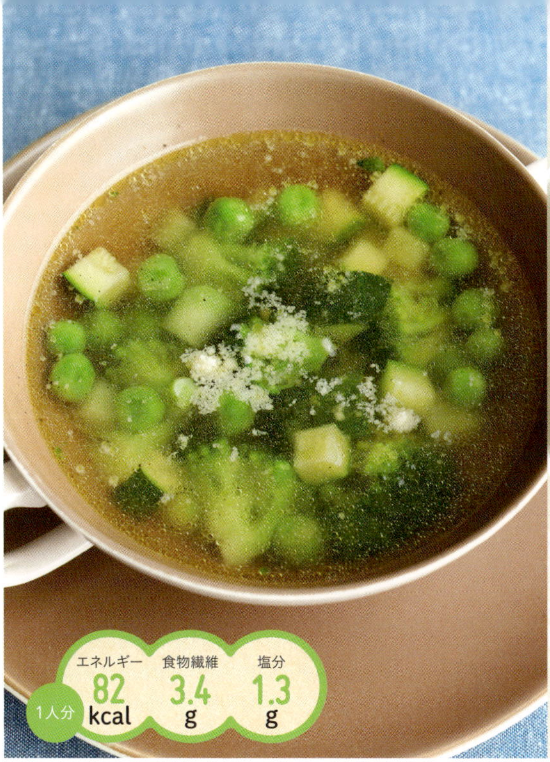
1人分
エネルギー 82 kcal
食物繊維 3.4 g
塩分 1.3 g

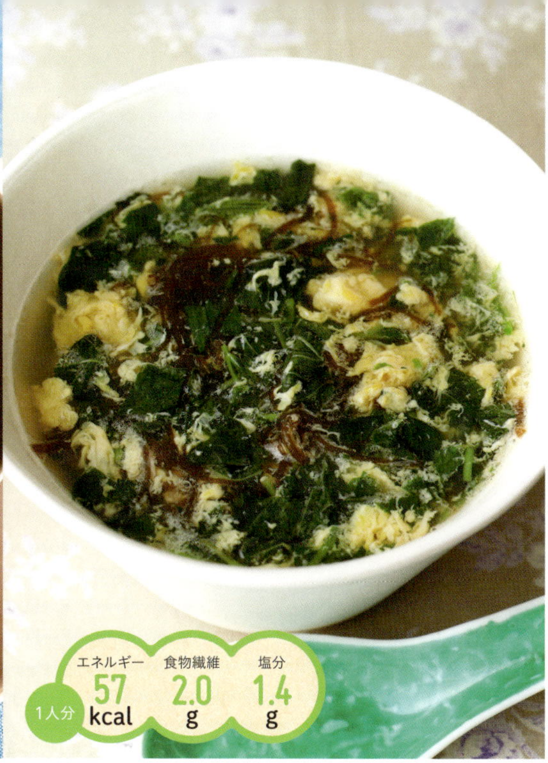
1人分
エネルギー 57 kcal
食物繊維 2.0 g
塩分 1.4 g

ブロッコリーは刻むと飲みやすさが増します

ブロッコリーとズッキーニのスープ

材料（2人分）

ブロッコリー・ズッキーニ・
グリーンピース（さやから出す）
……… 各50g
オリーブ油……… 小さじ2
Ⓐ 水……… 1¾カップ
Ⓐ 顆粒ブイヨン……… 大さじ½
塩・こしょう……… 各少量
粉チーズ……… 小さじ1

作り方

1 ブロッコリーはあらく刻み、ズッキーニはさいの目切りにする。

2 なべにオリーブ油を熱し、1、グリーンピースをいため、Ⓐを加えて2〜3分煮る。塩、こしょうで味をととのえる。

3 器に盛り、粉チーズをふる。

Point 食物繊維が豊富なブロッコリーとグリーンピースを合わせて。

栄養満点のモロヘイヤで夏バテ防止

モロヘイヤのかきたまスープ

材料（2人分）

モロヘイヤ……… ½束（55g）
もずく……… 50g
卵（割りほぐす）……… 1個
Ⓐ 水……… 1¾カップ
Ⓐ 顆粒鶏がらだし……… 大さじ½
しょうゆ……… 小さじ½

作り方

1 モロヘイヤはゆでて水にとり、水けを絞って刻む。

2 なべにⒶを入れて温め、1、もずくを加えてさっと煮る。しょうゆを加えて味をととのえ、卵をまわし入れてひと煮立ちさせる。

Point モロヘイヤは食物繊維が豊富。ゆでて刻んだものを冷凍しておくと、汁物に入れたり、納豆とあえたりなど、手軽に使えます。

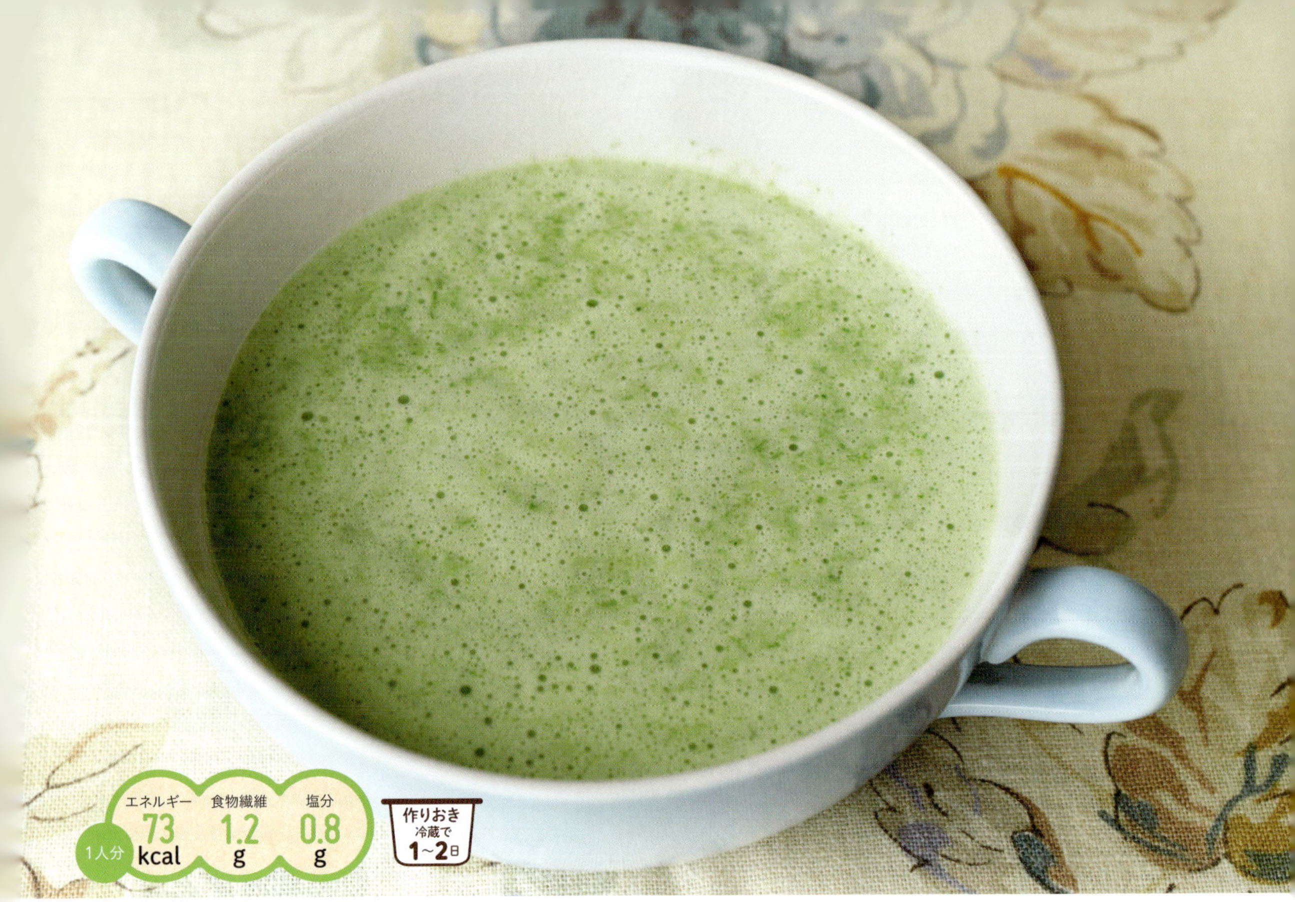

1人分 エネルギー 73kcal 食物繊維 1.2g 塩分 0.8g

作りおき 冷蔵で 1〜2日

鮮やかな緑色が美しい。保存もできて◎

小松菜のポタージュ

材料 (2人分×2回)

小松菜	100g
玉ねぎ	¼個 (50g)
オリーブ油	大さじ½
もち麦	乾16g
A 水	½カップ
A 顆粒ブイヨン	大さじ½
牛乳	1カップ
塩・こしょう	各少量

作り方

1 小松菜は4〜5cm長さに切り、玉ねぎは薄切りにする。もち麦はゆでてざるにあげ、湯をきる。

2 なべにオリーブ油を熱し、玉ねぎを入れてしんなりとなるまでいためる。小松菜を加えてさらにいため、Aを加えて2〜3分煮る。あら熱がとれたらミキサーに移し、もち麦、牛乳の半量を加えて攪拌《かくはん》する。

3 なべに戻し入れ、残りの牛乳を加えて温め、塩、こしょうで味をととのえる。

Point

小松菜は、ブロッコリーやアスパラガス、かぼちゃなど、ほかの食物繊維が豊富な野菜でも。もち麦の水溶性食物繊維が自然なとろみになります。

ポタージュは冷蔵でも冷凍でも保存できます!

ポタージュは冷蔵で1〜2日保存できるだけでなく、冷凍で2週間ほど保存できるので、作りおきしておくと便利。冷凍用の保存袋に小分けにして入れ、保存しましょう。

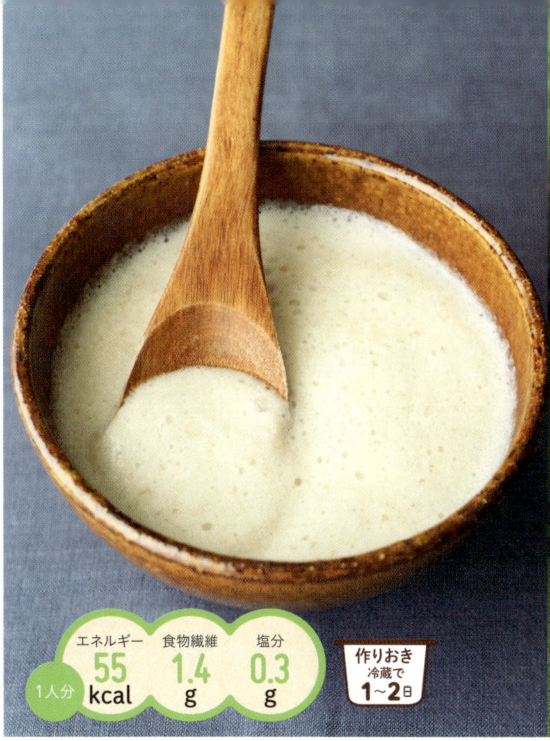
1人分
エネルギー 55 kcal
食物繊維 1.4 g
塩分 0.3 g
作りおき 冷蔵で 1〜2日

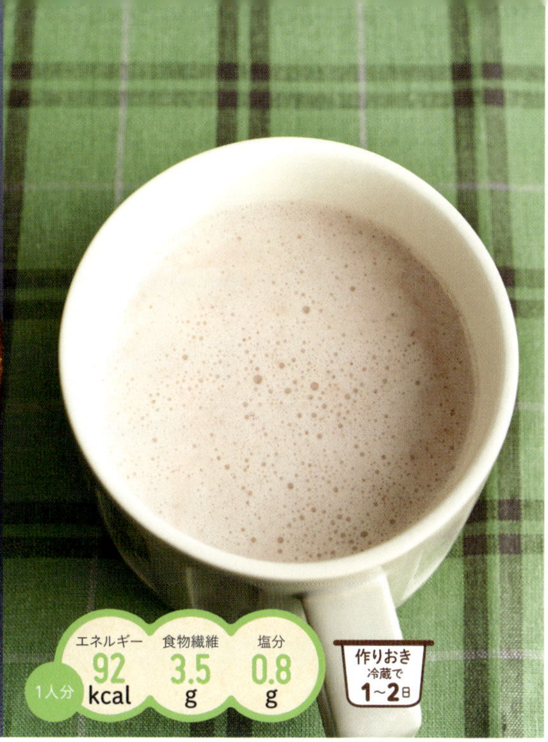
1人分
エネルギー 92 kcal
食物繊維 3.5 g
塩分 0.8 g
作りおき 冷蔵で 1〜2日

根菜と相性のよい豆乳を合わせてやさしい味わいに

根菜の和風ポタージュ

材料（2人分×2回）

ごぼう・里芋・ねぎ……各50g
サラダ油……小さじ1
だし・豆乳（成分無調整のもの）……各1カップ
うす口しょうゆ……小さじ1

作り方

1 ごぼうは斜め薄切りに、里芋は1cm厚さに切る。ねぎは小口切りにする。
2 なべに油を熱し、1を入れていためる。だしを加えて10分煮る。あら熱がとれたらミキサーに移し、豆乳の半量を加えて攪拌《かくはん》する。
3 なべに戻し入れ、残りの豆乳を加えて温め、うす口しょうゆで味をととのえる。

Point ごぼうなどの根菜は食物繊維が多く含まれます。ごぼうをれんこんにかえても。

白いんげん豆と玉ねぎのやさしい甘味を味わって

白いんげん豆のポタージュ

材料（2人分×2回）

白いんげん豆（ゆで）……100g
玉ねぎ……$\frac{1}{4}$個（50g）
オリーブ油……大さじ$\frac{1}{2}$
A 水……$\frac{1}{2}$カップ
A 顆粒ブイヨン……大さじ$\frac{1}{2}$
牛乳……1カップ
塩・こしょう……各少量

作り方

1 玉ねぎは薄切りにする。
2 なべにオリーブ油を熱し、玉ねぎを入れてしんなりとなるまでいためる。いんげん豆を加えてさらにいため、Aを加えて2〜3分煮る。
3 あら熱がとれたらミキサーに移し、牛乳の半量を加えて攪拌《かくはん》する。
4 なべに戻し入れ、残りの牛乳を加えて温め、塩、こしょうで味をととのえる。

Point 食物繊維が多い豆はスープにすると飲みやすいのでおすすめ。

具だくさんみそ汁

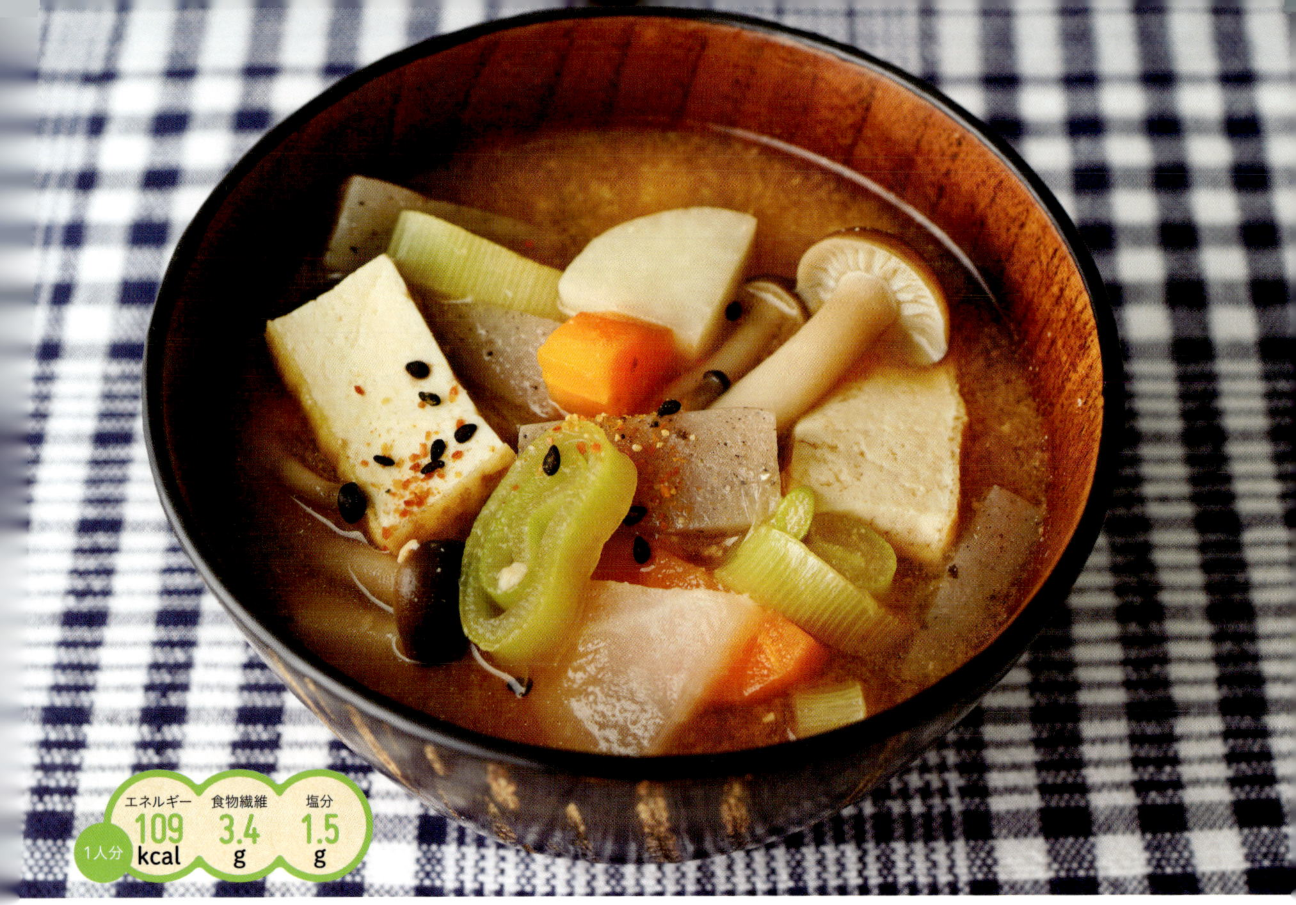

たくさんの野菜を入れて味わい深く

材料(2人分)

- 厚揚げ……………1/3丁(約70g)
- こんにゃく…………………50g
- 里芋…………………1個(60g)
- 大根…………………2cm(60g)
- にんじん……………2cm(30g)
- ねぎ…………………1/4本(25g)
- しめじ類……1/4パック(約25g)
- だし……………………2カップ
- みそ……………………大さじ1強
- 七味とうがらし………………適量

作り方

1. 厚揚げ、こんにゃくは短冊切りにする。里芋、大根、にんじんはいちょう切りにする。ねぎは小口切りにする。しめじは石づきを除き、ほぐす。
2. 里芋、大根、にんじん、こんにゃくは水からゆでる。煮立ったら5分ゆでてざるにあげる。
3. なべにだし、2、ねぎ、しめじ、厚揚げを入れて火にかけ、煮立ったら、みそをとき入れる。七味とうがらしをふる。

Point 食物繊維の多い根菜、きのこ、こんにゃくを組み合わせます。厚揚げを豚肉に、里芋をさつま芋やじゃが芋に、きのこも好みのものにかえても。

第4章

ごはん・めん類・パン

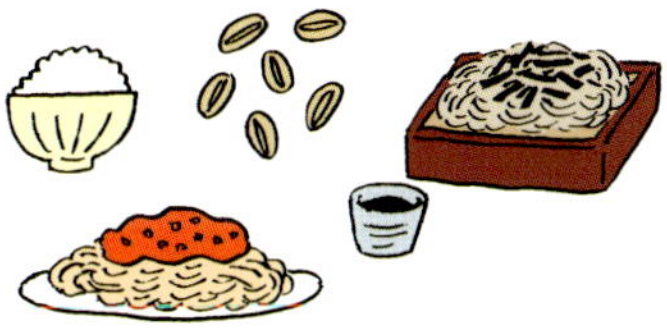

肉、魚、卵、大豆製品などのたんぱく質食品と野菜を
組み合わせた主食メニュー。この1品を作れば、
副菜1品を合わせるだけで、栄養満点です。ささっと作れる
レシピなので、朝食や昼食、遅めの夕食にもおすすめです。

主食で食物繊維をアップするには、精白米に比べて食物繊維量が多い胚芽精米や玄米にしたり、もち麦、雑穀を精白米に混ぜるのがおすすめ。

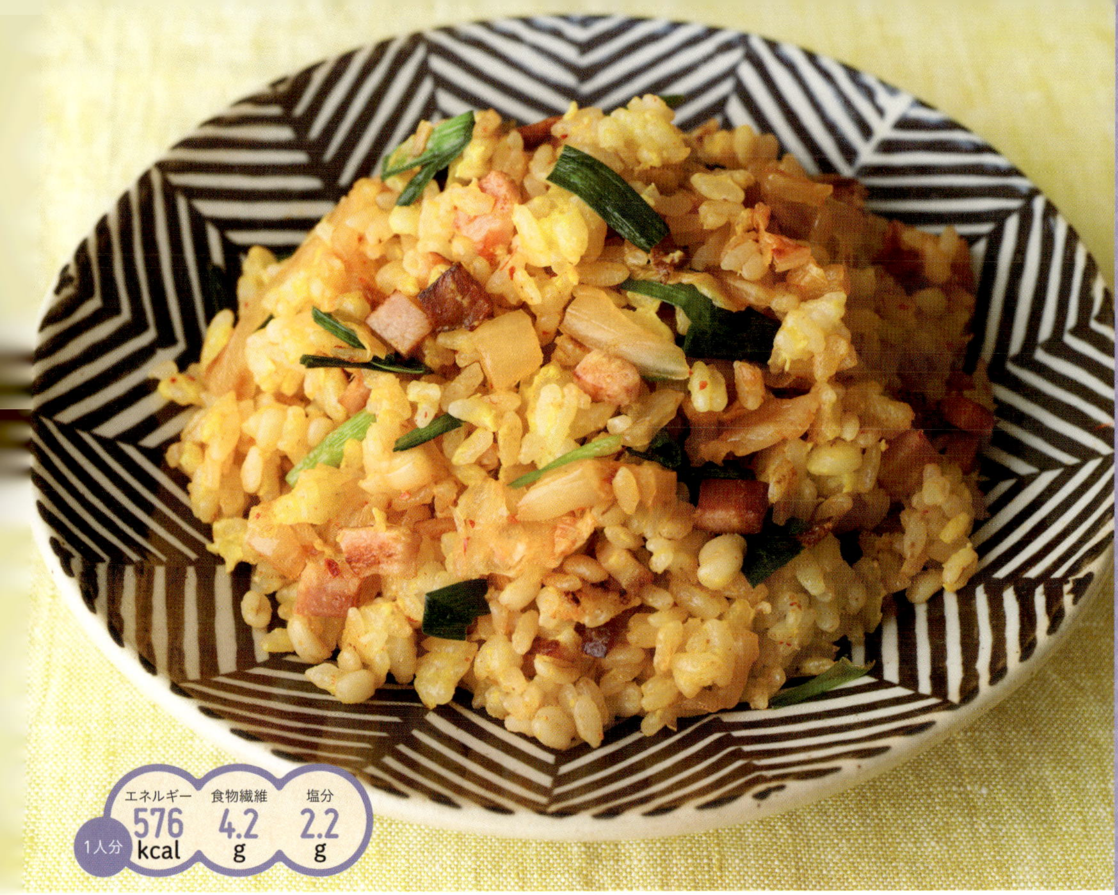

1人分　エネルギー 576 kcal　食物繊維 4.2 g　塩分 2.2 g

にらも入って栄養満点！

キムチチャーハン

材料（2人分）

- 卵……2個
- 塩……小さじ$\frac{1}{5}$
- もち麦入りごはん……400g※
- 焼き豚……60g
- キムチ……50g
- にら……4本（20g）
- サラダ油……大さじ2
- しょうゆ……少量

※精白米1合にもち麦1パック（乾50g）を混ぜて炊いたもの。

作り方

1. 焼き豚は1cm角に切る。キムチは刻み、にらは2cm長さに切る。
2. ボールに卵を割りほぐし、塩を加え、もち麦入りごはんを加えて混ぜる。
3. フライパンに油を熱し、2を加えていためる。パラパラになったら、焼き豚、キムチを加え、なじむようにいためる。
4. しょうゆをまわし入れて味をととのえ、にらを加えてさっといためる。

Point　精白米にもち麦を混ぜ、食物繊維量をアップ。にらも食物繊維が多いのでおすすめ。発酵食品のキムチは食物繊維だけでなく、乳酸菌も豊富です。

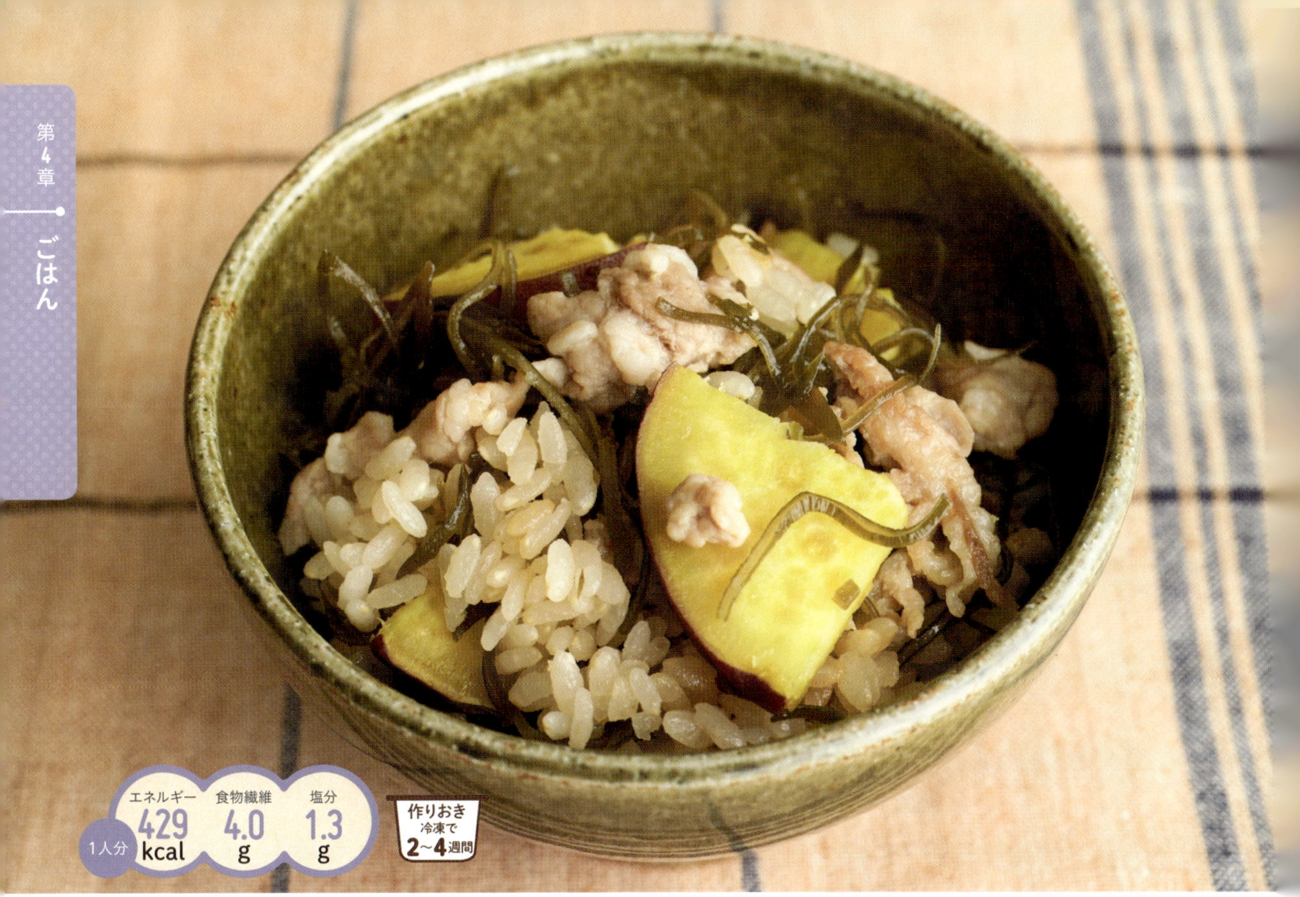

1人分 エネルギー 429 kcal　食物繊維 4.0 g　塩分 1.3 g

作りおき 冷凍で 2〜4週間

さつま芋の甘味とホクホクした食感がおいしい

さつま芋と切りこんぶ、豚肉の炊き込みごはん

材料（2人分×2回）

- 胚芽精米……………2合（300g）
- さつま芋……………皮つき150g
- 豚こま切れ肉……………150g
- 切りこんぶ……………乾20g
- Ⓐ しょうゆ・みりん……………各大さじ1
- Ⓐ 塩……………小さじ⅓

作り方

1 切りこんぶは水でもどし、水けをきり、食べやすい長さにきる。さつま芋は1cm厚さのいちょう切りにする。豚肉は1cm幅に切る。

2 胚芽精米は洗って水けをきり、ボールに入れて水を注ぎ、30分おく。

3 炊飯器の内釜に**2**を水けをきって入れ、2合の目盛りまで水を注ぎ入れる。Ⓐを加えてさっと混ぜ、**1**をのせて普通に炊く。

Point 精白米に比べて食物繊維が多い胚芽精米がおすすめです。切りこんぶには水溶性食物繊維が期待できます。胚芽精米は雑穀米に、切りこんぶはひじきにかえてもよいでしょう。

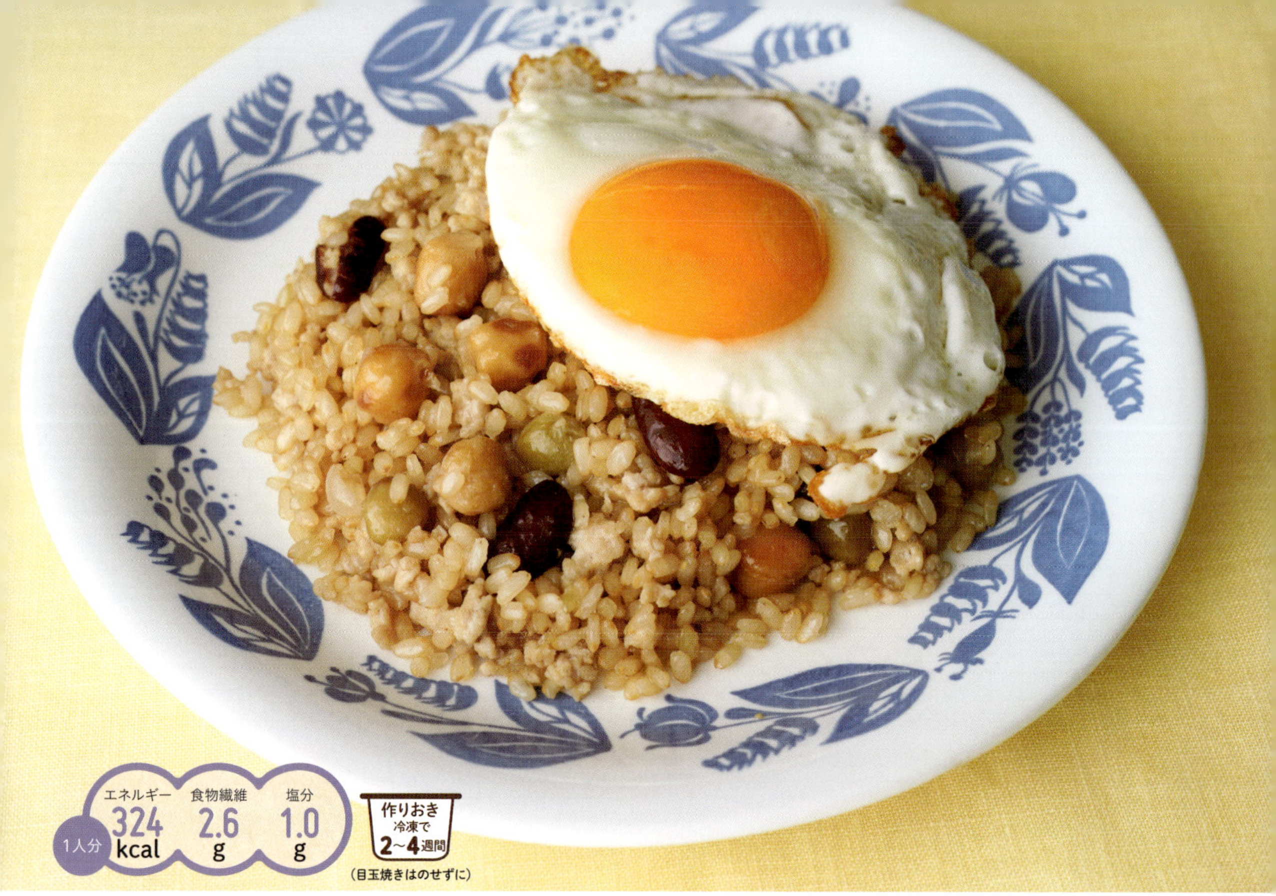

1人分
エネルギー 324kcal
食物繊維 2.6g
塩分 1.0g

作りおき
冷凍で
2～4週間
（目玉焼きはのせずに）

豆がゴロゴロ入っておいしい

ミックスビーンズのピラフ

材料（2人分×2回）

- 発芽玄米……1合（150g）
- 鶏ひき肉……100g
- ミックスビーンズ（ゆで）……50g
- 玉ねぎ……¼個（50g）
- オリーブ油……大さじ1
- Ⓐ
  - 水……1¼カップ
  - 顆粒ブイヨン……大さじ½
  - 塩……小さじ⅕
  - こしょう……少量
- 卵……4個
- サラダ油……小さじ1

作り方

1 玉ねぎはみじん切りにする。

2 発芽玄米は洗って水けをきり、ボールに入れて水を注ぎ、30分おく。

3 フライパンにオリーブ油を熱し、玉ねぎを入れていためる。玉ねぎがしんなりとなったら、ひき肉を加えていためる。

4 肉がポロポロになったら、ミックスビーンズ、2を水けをきって加えてさらにいため、炊飯器の内釜に入れ、Ⓐを加えて普通に炊く。器に盛る。

5 フライパンに油を熱し、卵を割り入れて目玉焼きを作り、3にのせる。

Point

精白米は発芽玄米にして食物繊維をしっかり補います。食物繊維の豊富な豆は、いろいろな種類が入ったミックスビーンズを使うと味わいの違いが楽しめます。

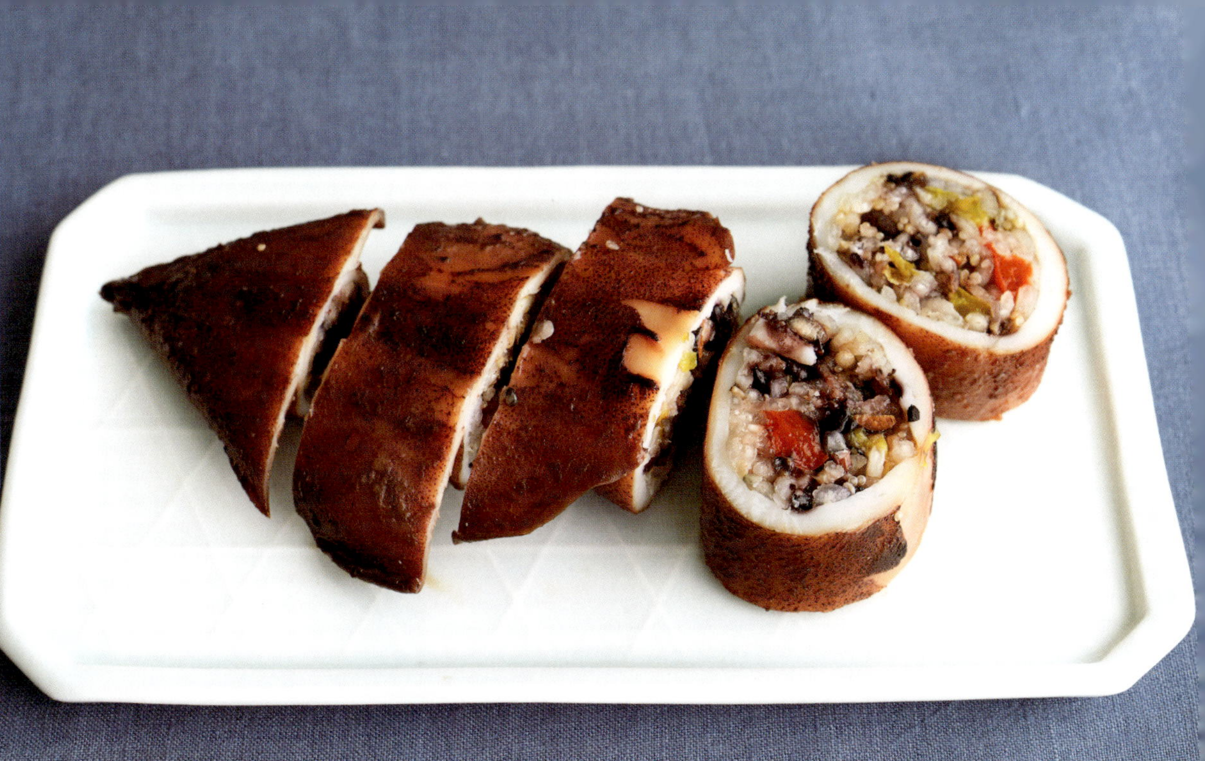

1人分　エネルギー 291 kcal　食物繊維 1.5 g　塩分 2.9 g

雑穀イカ飯

雑穀米と野菜を詰めて栄養満点！

材料（2人分）

スルメイカ…………2はい（260g）
- ［精白米……………………………40g
- 　雑穀………………………………40g］

パプリカ（赤・黄）
…………………… 各1/5個（各24g）

Ⓐ［酒・しょうゆ・みりん
……………………… 各小さじ1/2］

Ⓑ［だし………………………3/4カップ
みりん・酒・しょうゆ
…………………… 各大さじ1 1/2］

作り方

1 米は洗って水けをきる。イカは胴と足に分け、足は刻む。パプリカはさいの目に切る。

2 ボールに米、雑穀、パプリカ、イカの足、Ⓐを入れて混ぜて、イカの胴に詰める。つまようじで端を閉じ、イカの胴全体につまようじで穴を数か所あける。

3 なべに2、Ⓑを入れて強火にかけ、煮立ったら落としぶたをする。弱火にして汁けがほぼなくなるまで30～40分煮る。

Point
意外と手軽に作れるイカ飯は、精白米に雑穀を混ぜ、野菜も詰めることで食物繊維がとれます。雑穀はもち米や発芽玄米にかえても。

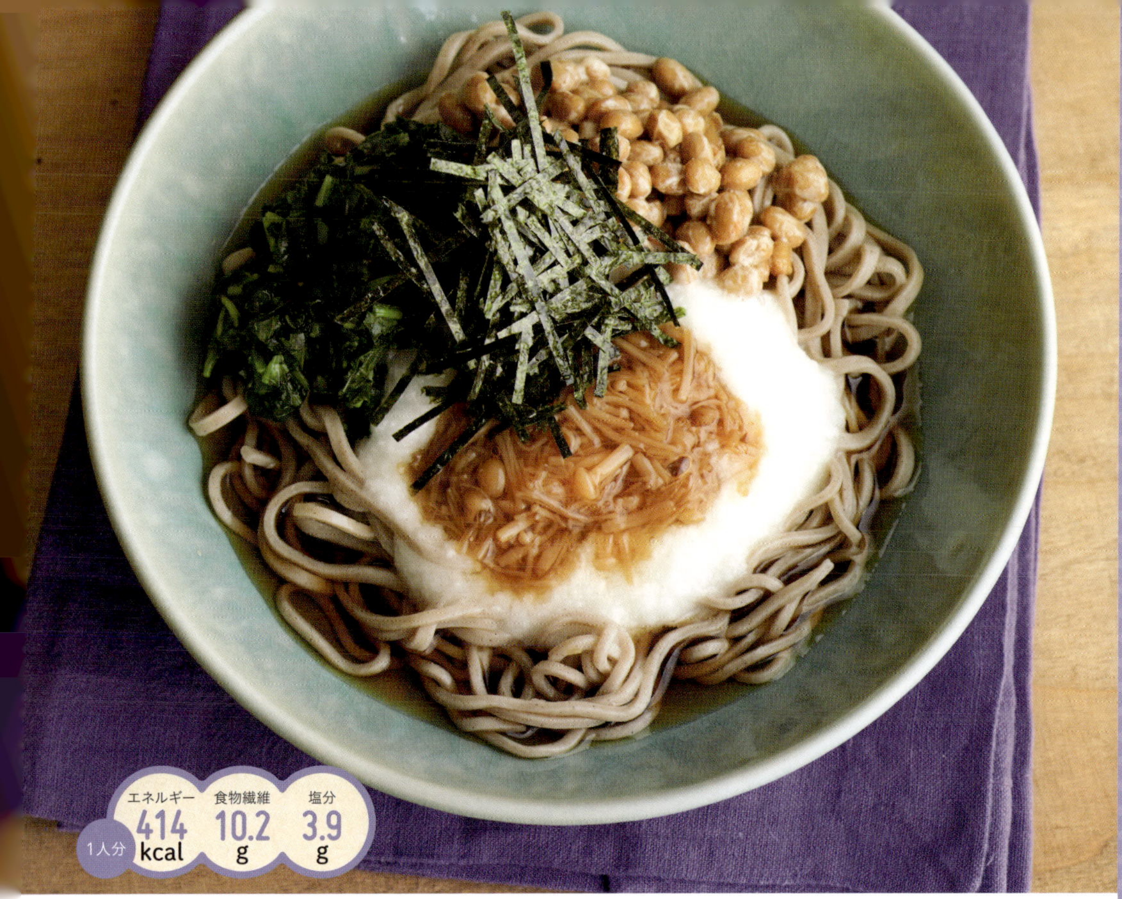

1人分 エネルギー 414 kcal 食物繊維 10.2 g 塩分 3.9 g

めん類

めん類を食べるときは、具だくさんにしましょう。肉、魚などのたんぱく質に加えて食物繊維が豊富な野菜やきのこをしっかりのせます。

納豆やモロヘイヤなどのネバネバ食材をのせて

ぶっかけモロヘイヤそば

材料（2人分）

そば……2玉（400g）
モロヘイヤ……1束（110g）
山芋……100g
［ 納豆……1パック（50g）
　 添付のたれ……1パック分
なめたけ……大さじ2
刻みのり……適量
Ⓐ［ めんつゆ（3倍濃縮タイプ）……1/3カップ
　 だし（または水）……1カップ

作り方

1 なべにたっぷりの湯を沸かし、そばを袋の表示に従ってゆで、水にとってざるにあげる。

2 山芋はすりおろす。モロヘイヤはゆでて水けを絞り、刻む。納豆は添付のたれを混ぜる。

3 器に1を盛り、2、なめたけ、刻みのりをのせ、合わせたⒶをまわしかける。

Point 山芋、モロヘイヤのネバネバは水溶性食物繊維。納豆に含まれる納豆菌は腸内環境をよくする働きがあるので、積極的にとりましょう。

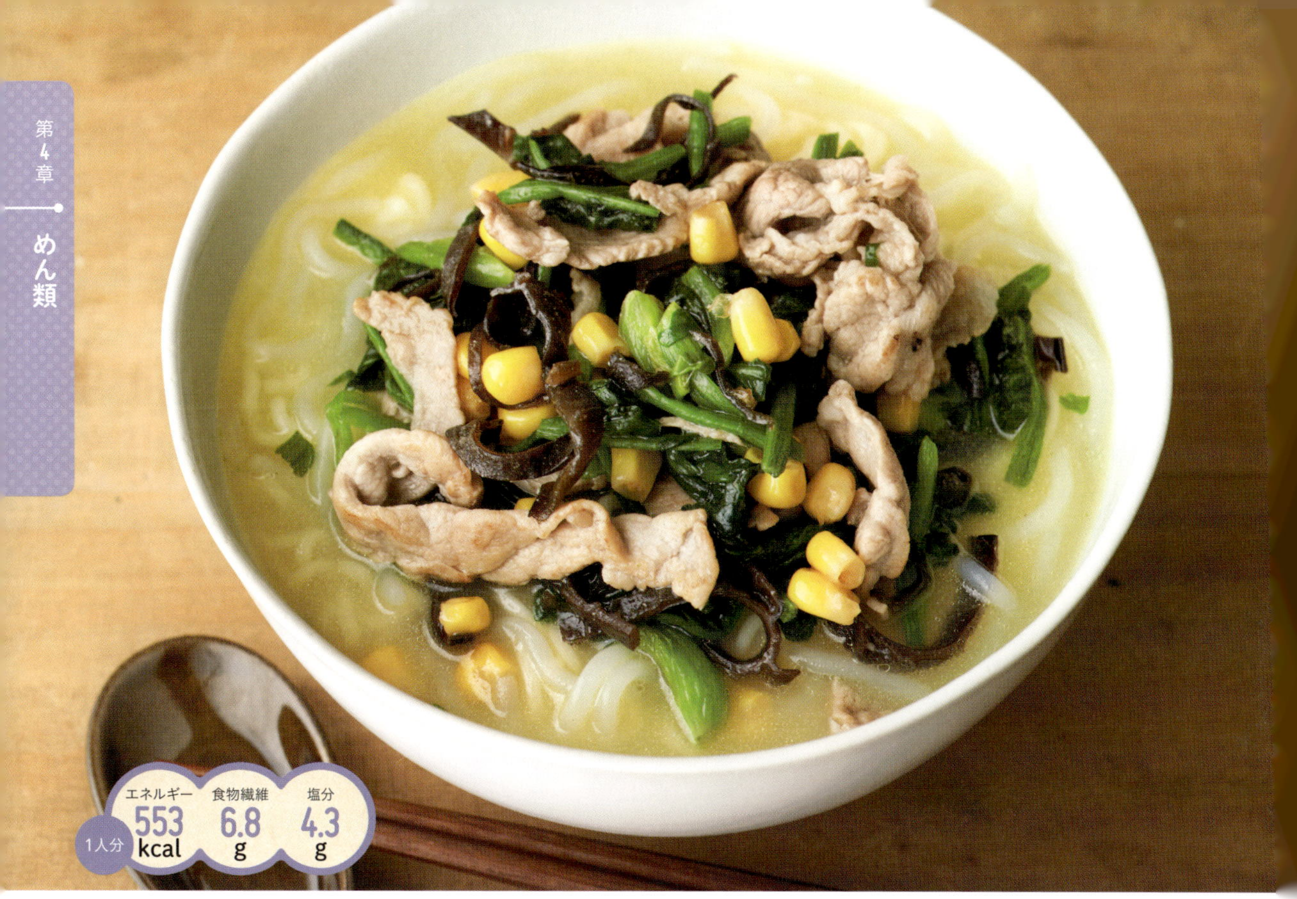
1人分
エネルギー
553
kcal
食物繊維
6.8
g
塩分
4.3
g

しらたき野菜ラーメン

しらたきとゆでると、しらたきの成分が作用してラーメンがもちもちに！

材料（2人分）

インスタントラーメン（塩味）
……………………… 2玉（乾200g）
添付の粉末スープのもと
…………………………………2玉分
しらたき……………… 1玉（200g）
湯 ………………………………3カップ
ほうれん草 ………… ½束（150g）
豚こま切れ肉 …………………100g
ホールコーン ……………………40g
きくらげ……………… 4枚（乾4g）
ごま油………………………… 大さじ1
しょうゆ …………………… 小さじ1

作り方

1 きくらげは水でもどし、細切りにする。ほうれん草はゆでて水にとり、水けを絞る。しらたきは食べやすい長さに切る。

2 フライパンにごま油を熱し、豚肉をさっといためる。きくらげ、ほうれん草、ホールコーンを加えていため、しょうゆで味をととのえる。

3 なべに分量の湯を沸かし、しらたきを入れて煮立ったらインスタントラーメンを加え、ラーメンの袋の表示に従ってゆでる。粉末スープのもとを加えて混ぜる。

4 器に**3**を汁ごと盛り、**2**をのせる。

Point
しらたきを加えると食物繊維がしっかりとれ、かさ増しにも。缶詰めのホールコーン、乾物のきくらげは常備しておける食物繊維源です。ぜひとり入れて。

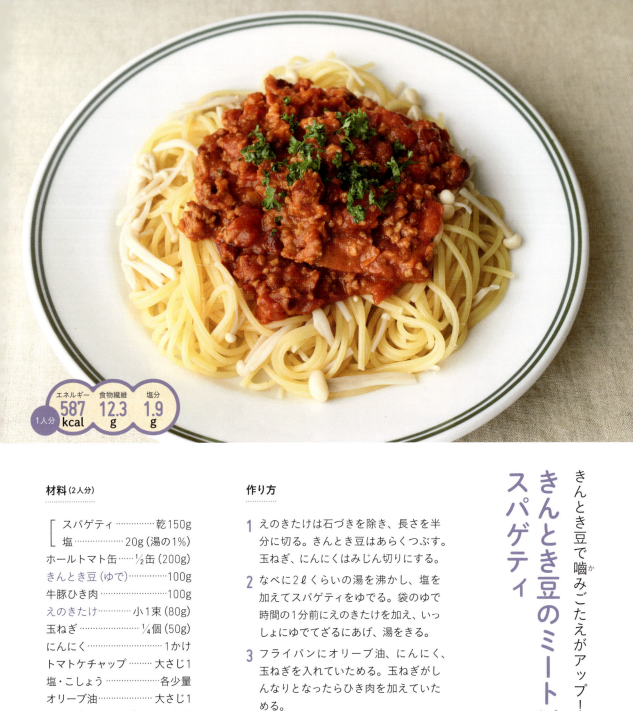

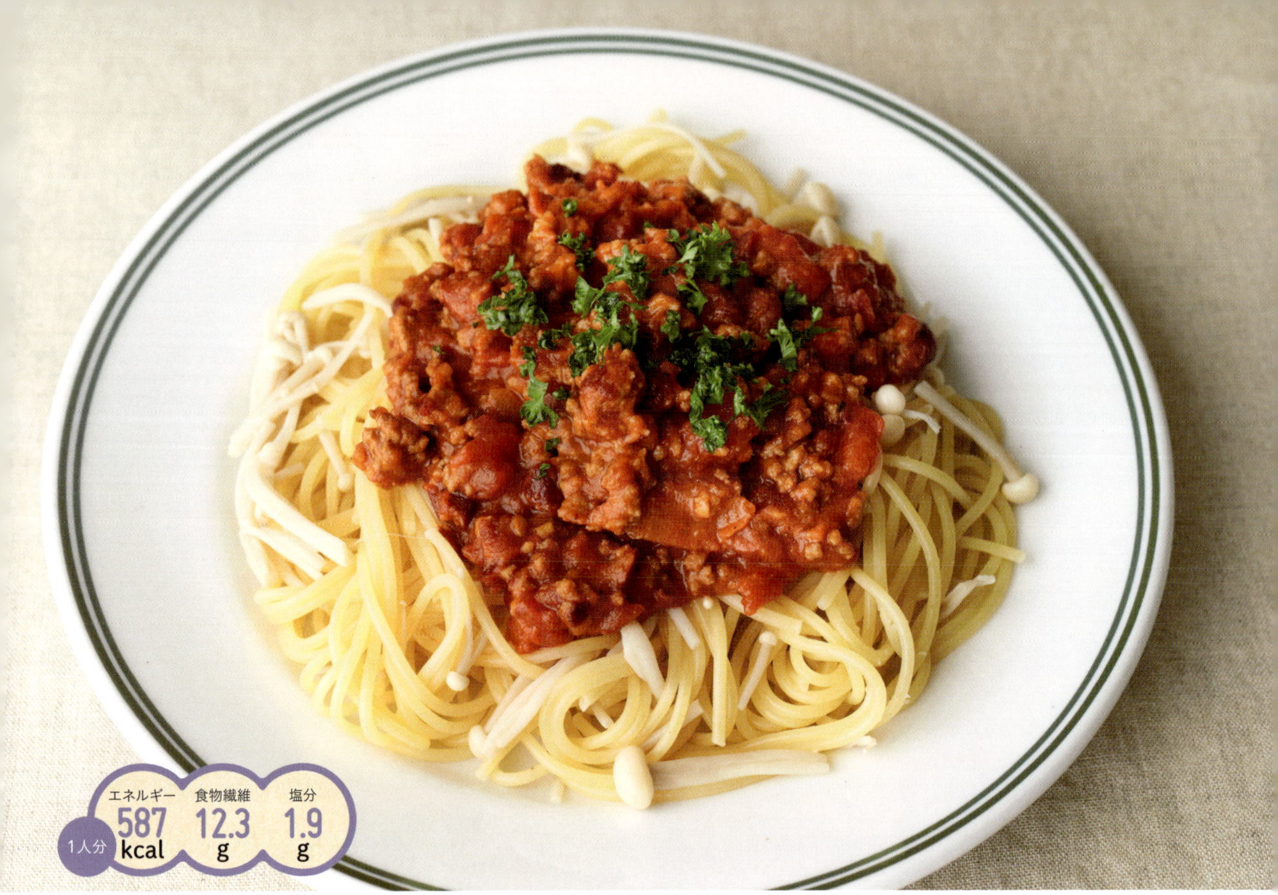

1人分 エネルギー 587 kcal　食物繊維 12.3 g　塩分 1.9 g

きんとき豆で噛《か》みごたえがアップ!
きんとき豆のミートソーススパゲティ

材料（2人分）

- スパゲティ……乾150g
- 塩……20g（湯の1%）
- ホールトマト缶……1/2缶（200g）
- きんとき豆（ゆで）……100g
- 牛豚ひき肉……100g
- えのきたけ……小1束（80g）
- 玉ねぎ……1/4個（50g）
- にんにく……1かけ
- トマトケチャップ……大さじ1
- 塩・こしょう……各少量
- オリーブ油……大さじ1
- パセリ（みじん切り）……少量

Point
スパゲティ料理で食物繊維量を増やすには、えのきたけが形状、色ともに合わせやすく、うま味もあっておすすめ。きんとき豆はつぶしてひき肉と合わせ、食物繊維を補います。

作り方

1 えのきたけは石づきを除き、長さを半分に切る。きんとき豆はあらくつぶす。玉ねぎ、にんにくはみじん切りにする。

2 なべに2ℓくらいの湯を沸かし、塩を加えてスパゲティをゆでる。袋のゆで時間の1分前にえのきたけを加え、いっしょにゆでてざるにあげ、湯をきる。

3 フライパンにオリーブ油、にんにく、玉ねぎを入れていためる。玉ねぎがしんなりとなったらひき肉を加えていためる。

4 肉がポロポロになったらきんとき豆、トマト缶、トマトケチャップを加えて煮込み、塩、こしょうで味をととのえる。

5 器に**2**を盛り、**4**をかけてパセリを散らす。

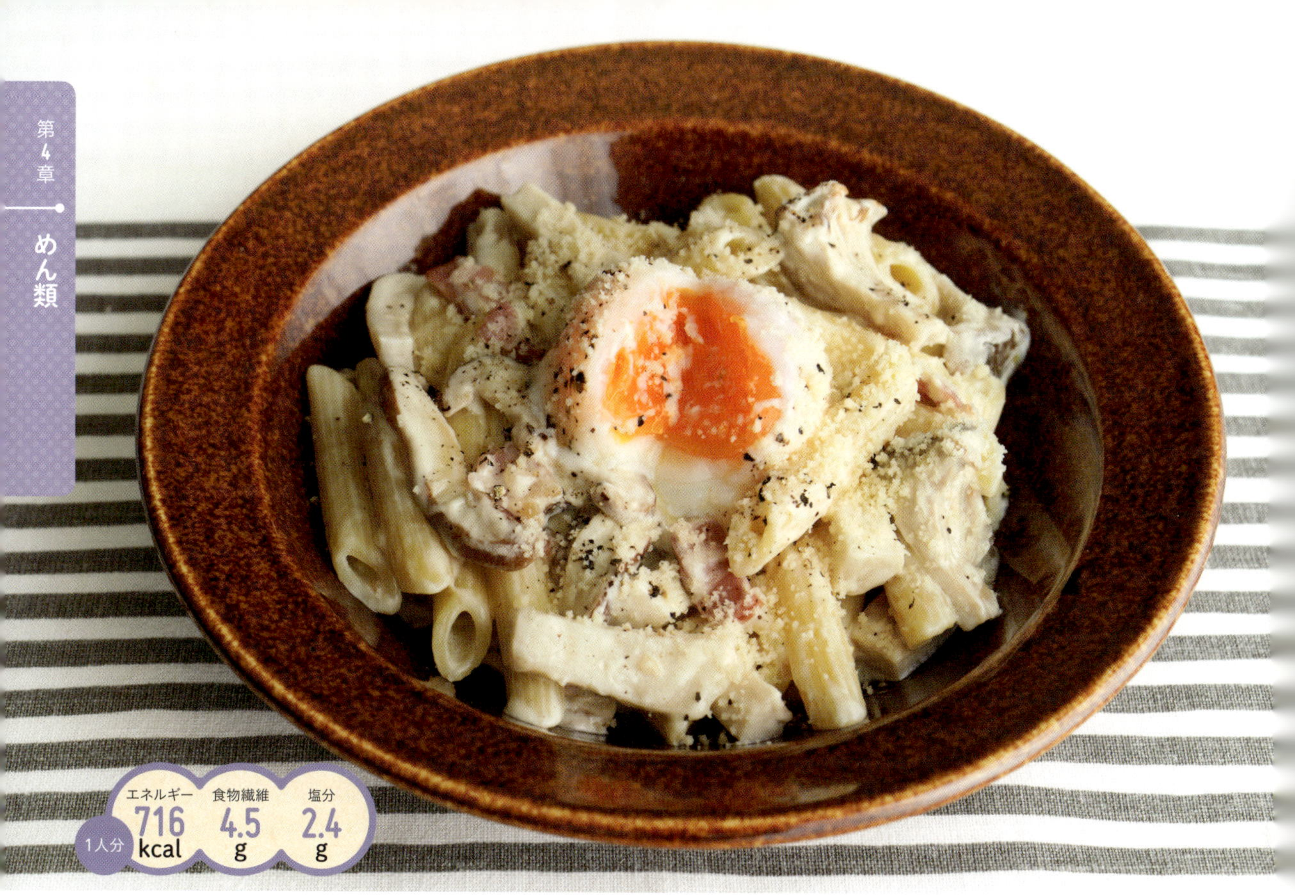

1人分 エネルギー 716 kcal　食物繊維 4.5 g　塩分 2.4 g

きのこクリームペンネ

きのこの風味とクリームソースがよく合います

材料（2人分）

- ペンネ……乾150g
- 塩……20g（湯の1%）
- エリンギ……100g
- 生しいたけ……2枚（30g）
- にんにく……1かけ
- ベーコン……2枚
- 生クリーム……1カップ
- 塩……少量
- オリーブ油……大さじ1
- 温泉卵……2個
- 粉チーズ……大さじ2
- あらびきこしょう……少量

Point きのこをペンネとなじみやすい大きさや形に切って加えることで、食物繊維量がアップした1品に。きのこの中でもエリンギ、しいたけが食感や形状的に近いです。

作り方

1. エリンギはペンネと同じくらいの長さの棒状に切る。しいたけは軸を除いて薄切りにする。にんにくはみじん切りにする。ベーコンは細切りにする。
2. なべに2ℓくらいの湯を沸かし、塩を加えてペンネを袋の表示に従ってゆで、ざるにあげて湯をきる。
3. フライパンにオリーブ油、にんにくを入れて弱火でいためる。にんにくが色づいたらベーコン、エリンギ、しいたけを加えてさっといため、生クリームを加えて煮つめ、塩で味をととのえる。
4. **2**を加えてあえ、器に盛って温泉卵を中央に落とし、粉チーズ、あらびきこしょうをふる。

パンはできるだけ、ライ麦や雑穀入りなど食物繊維を多く含むものを選びます。野菜だけではなく、肉や卵などのたんぱく質食品もはさんで主菜兼副菜の1品に。

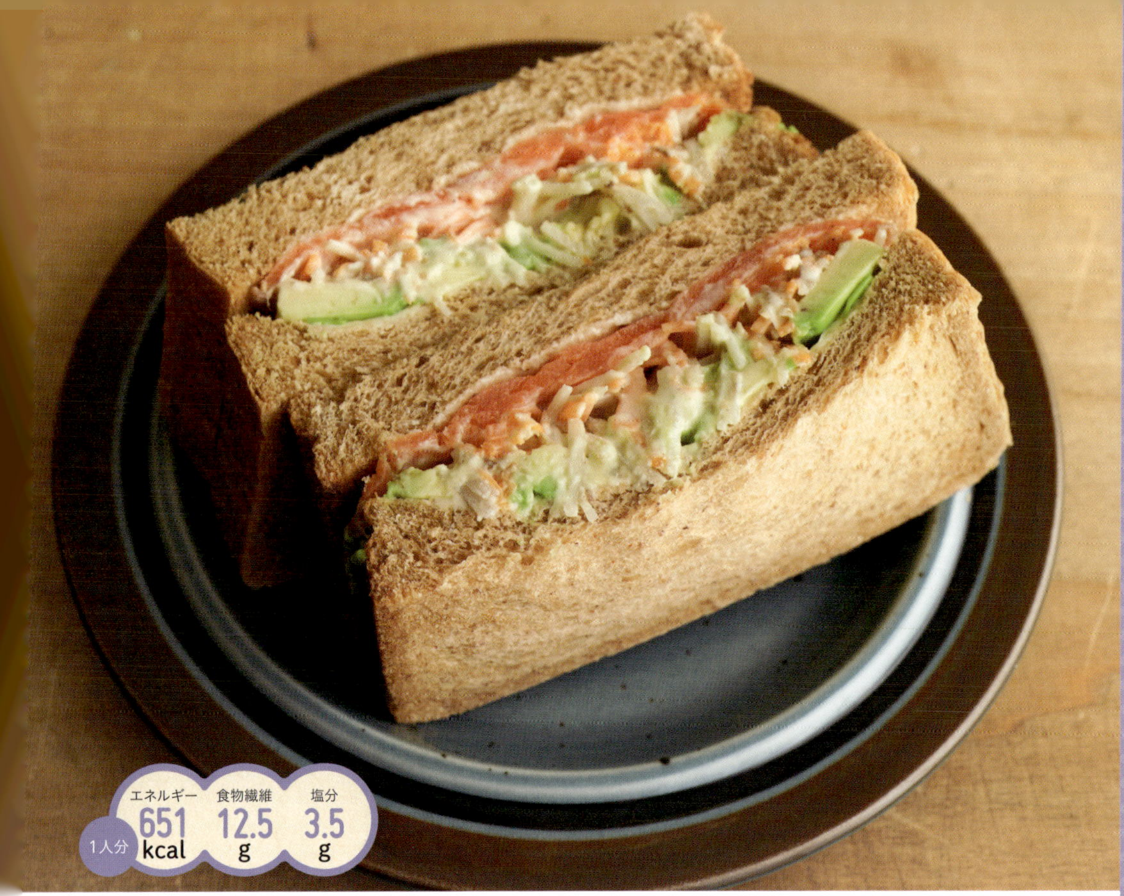

1人分

エネルギー	食物繊維	塩分
651 kcal	12.5 g	3.5 g

ごぼうの食感がクリーミーなアボカドに合う

アボカドとごぼうのサンドイッチ

材料（2人分）

- ライ麦パン（8枚切り）……4枚（240g）
- バター……大さじ1（12g）
- アボカド……1個（140g）
- ごぼう・にんじん……各50g
- クリームチーズ……40g
- 塩・こしょう……各少量
- スモークサーモン……80g

作り方

1. アボカドは皮と種を除いて薄切りにする。
2. ごぼう、にんじんはせん切りにしてゆで、湯をきる。クリームチーズであえ、塩、こしょうで味をととのえる。
3. パンはトーストしてバターを塗り、1、2、スモークサーモンをはさみ、半分に切る。

Point

パンを食べるときは、ライ麦や雑穀入りのものを選ぶと食物繊維がとれます。食物繊維の多いごぼう、にんじんをクリームチーズであえたものはサラダとしてもおいしい。

第4章
パン

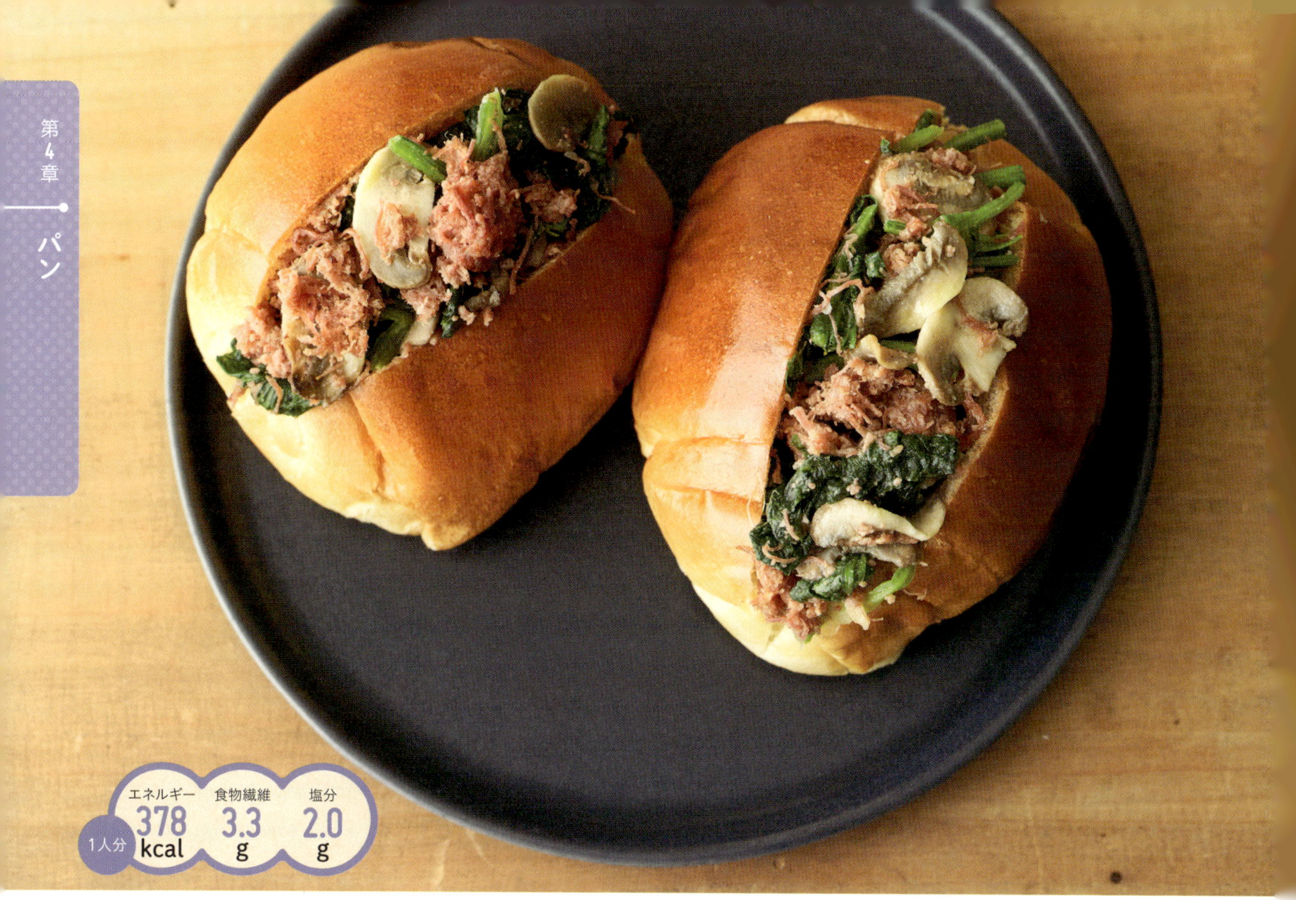
エネルギー
378
kcal
食物繊維
3.3
g
塩分
2.0
g
1人分

コンビーフのうま味がおいしい!

コンビーフとほうれん草、きのこのソテーサンド

材料(2人分)

- ロールパン ……… 4個(120g)
- バター ………… 大さじ1(12g)
- コンビーフ……………1缶(100g)
- ほうれん草 ………………………100g
- マッシュルーム ………4個(60g)
- カレー粉…………………… 小さじ$\frac{1}{4}$
- オリーブ油………………… 大さじ$\frac{1}{2}$
- あらびきこしょう ………… 各少量

作り方

1. ほうれん草はゆでて3cm長さに切り、マッシュルームは薄切りにする。
2. パンに切り目を入れ、オーブントースターで温め、バターをぬる。
3. フライパンにオリーブ油、カレー粉を入れて弱火でいため、コンビーフ、**1**を加えていため、あらびきこしょうをふる。**2**にはさむ。

Point 食物繊維の多いほうれん草、きのこをいためて、ロールパンにはさみます。生野菜よりもソテーしたほうがパンになじむのでおすすめします。

Column

簡単スイーツ

ちょっと甘いものが食べたいときに。食物繊維やオリゴ糖、
乳酸菌を含んだスイーツを紹介します。

もち麦の食感がアクセントになっています

バナナブルーベリーマフィン

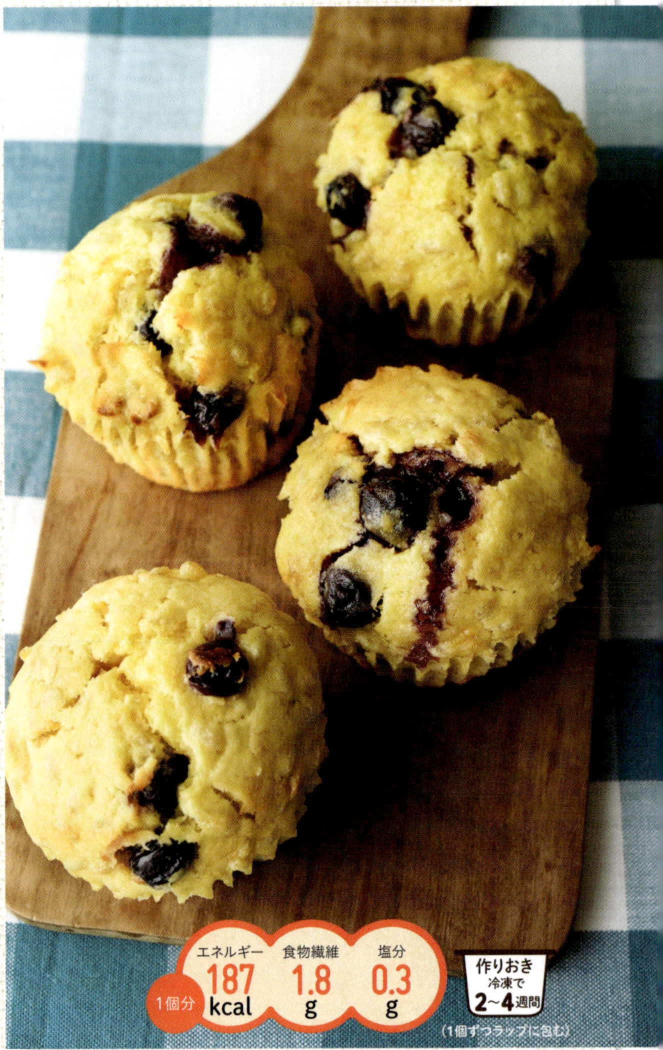

材料(6個分)※

ホットケーキミックス	100g
バナナ	1本(100g)
もち麦	乾100g
バター(室温でもどす)	40g
砂糖	30g
卵(割りほぐす)	1個
ブルーベリー	80g

※直径5cm×高さ3cmのマフィン型6個分。

作り方

1 バナナはフォークなどでつぶす。もち麦はゆでてざるにあげ、湯をきる。

2 ボールにバターを入れてクリーム状になるまで泡立て器で混ぜる。砂糖を加えてすり混ぜ、卵を加えてなめらかになるまで混ぜる。**1**、ホットケーキミックスを加え、ゴムべらで混ぜる。

3 ブルーベリーを**2**に加えて混ぜる。

4 グラシン紙を敷いたマフィン型に**3**を6等分にして入れ、180℃のオーブンで20分ほど焼く。

1個分 エネルギー 187kcal 食物繊維 1.8g 塩分 0.3g

作りおき 冷凍で 2～4週間
(1個ずつラップに包む)

Point バナナはオリゴ糖が豊富なので、腸内環境をととのえてくれます。ブルーベリー、もち麦からは水溶性食物繊維をとることができます。

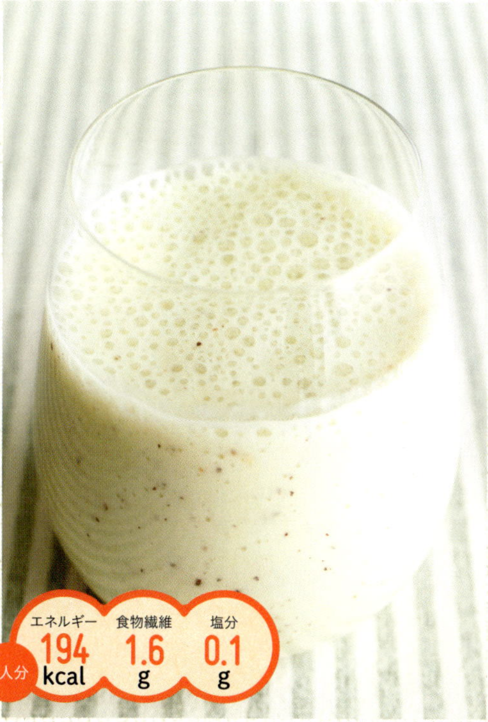

1人分 エネルギー 194 kcal 食物繊維 1.6 g 塩分 0.1 g

はちみつを加えて甘味をアップ

キウイスムージー

材料（2人分）

キウイフルーツ……1個（85g）
バナナ……1本（100g）
プレーンヨーグルト……1カップ
はちみつ……大さじ2

作り方

1 キウイは一口大に切る。バナナは2cm厚さに切る。
2 ミキサーに全材料を入れ、攪拌《かくはん》する。

Point 食物繊維が豊富な果物は、じつはキウイフルーツです。ヨーグルトの乳酸菌、はちみつやバナナのオリゴ糖が腸内環境をととのえます。

レンズ豆はおやつにもおすすめ。ベトナム風のデザートに

かんてんとレンズ豆のチェー

材料（2人分）

棒かんてん……1本（乾4g）
レンズ豆……乾40g
あんず……乾30g
Ⓐ ココナツミルク…1カップ
Ⓐ コンデンスミルク……大さじ2
ミントの葉……適量

作り方

1 棒かんてんは水でもどし、水けを絞ってちぎる。レンズ豆はゆでてざるにあげ、湯をきる。あんずはさいの目切りにする。
2 器にかんてん、レンズ豆、あんずを盛り合わせ、合わせたⒶをかける。ミントの葉を飾る。

Point 棒かんてんは水でもどすだけ、レンズ豆はさっとゆでるだけ。どちらも手軽に食物繊維がとれる食材です。ドライフルーツは水溶性食物繊維も多いのでおすすめです。

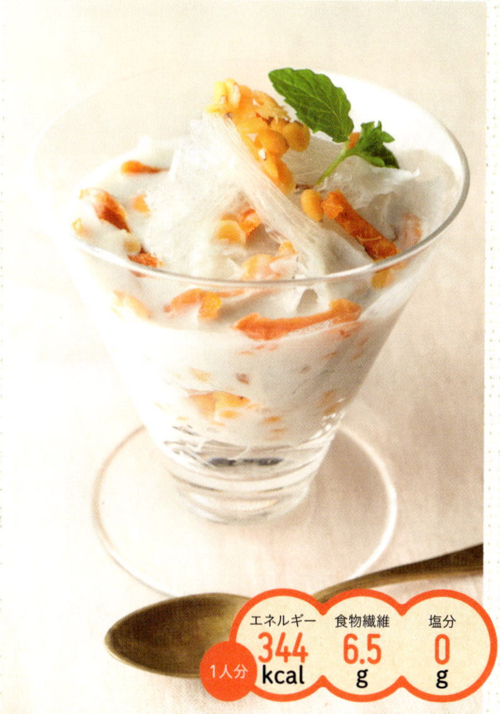

1人分 エネルギー 344 kcal 食物繊維 6.5 g 塩分 0 g

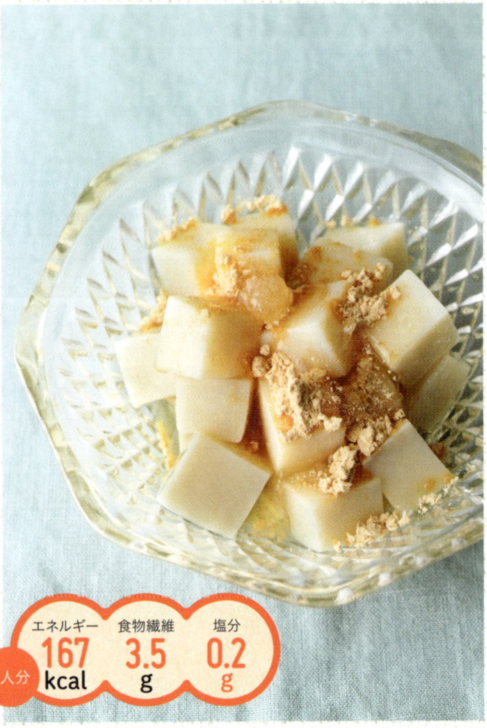

1人分

エネルギー	食物繊維	塩分
167 kcal	3.5 g	0.2 g

甘酒の自然なやさしい甘味がおいしい

甘酒豆乳きな粉かんてん

材料（2人分）

- 粉かんてん……4g
- 水……½カップ
- A 甘酒……1カップ
- A 豆乳（成分無調整のもの）……1カップ
- きな粉……大さじ3

※11cm×14cm×高さ4.5cmの流し缶1個分。

作り方

1. なべに水、粉かんてんを入れて強火で煮立て、弱火にして1分煮る。合わせたAを加えて混ぜる。
2. 流し缶に入れ、あら熱がとれたら冷蔵庫に入れて冷やしかためる。
3. 食べやすい大きさに切り分けて器に盛り、きな粉をかける。

Point 甘酒には善玉菌の餌になるオリゴ糖が含まれるので、整腸作用が期待できます。かんてんときな粉からは食物繊維を補います。

ヨーグルトやアイスに添えても

りんごとプルーンのワイン煮

材料（2人分）

- りんご…1個（皮つき240g）
- プルーン……8個（乾64g）
- はちみつ……大さじ2
- 赤ワイン……½カップ
- 水……½カップ
- シナモンスティック……1本
- レモン（くし形切り）……2切れ

作り方

1. りんごはくし形に切る。
2. なべに全材料を入れ、落としぶたをして弱めの中火で10分ほど煮る。

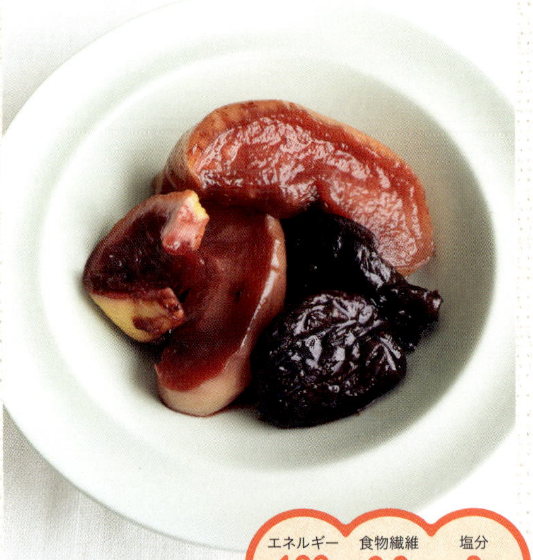

1人分

エネルギー	食物繊維	塩分
108 kcal	2.3 g	0 g

Point りんごには、水溶性食物繊維の一種であるペクチンが豊富です。ペクチンは便秘にも下痢にも効果が期待できます。プルーンなどのドライフルーツも食物繊維が多いので、じょうずにとり入れましょう。

第5章

おかずの組み合わせ例

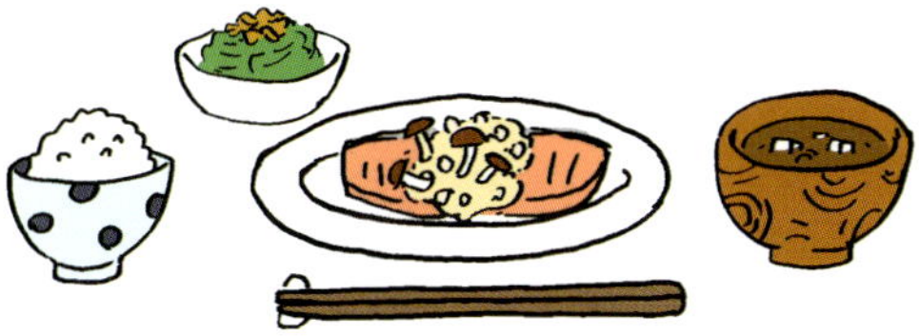

過敏性腸症候群の食事では、さまざまな食材から食物繊維を
とることがたいせつです。1日の食物繊維の摂取量が
20gになるように、おかずを組み合わせましょう。
86ページからの組み合わせ例を
献立の参考にしてください。

献立の基本は、一汁二菜です

　この本のレシピでは、献立は一汁二菜で考えています。
　20 ～ 44 ページの大きなおかず（主菜）1 品に、46 ～ 66 ページの小さなおかず（副菜）2 品、主食 1 品を組み合わせると、食物繊維たっぷりのバランスのよい食事をとることができるように考えられています。主食は、精白米ごはんやもち麦ごはん、雑穀ごはんなどです。
　献立は、まず主菜を決めてから副菜を考えると立てやすいでしょう。また、すべて一から作ると時間がかかるので、副菜の作りおきがあると、食物繊維をとりやすく、よいでしょう。

主菜

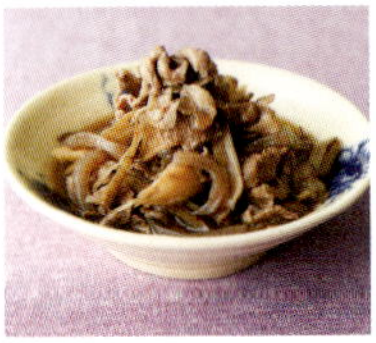

＋

副菜

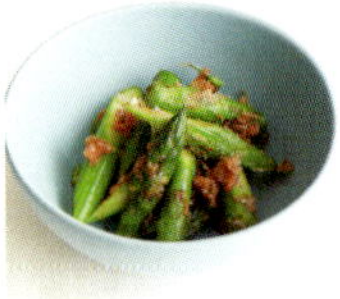

＋

副菜（または汁物）

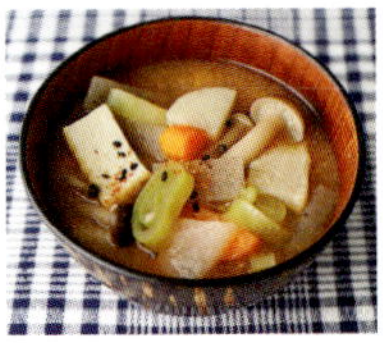

＋

主食

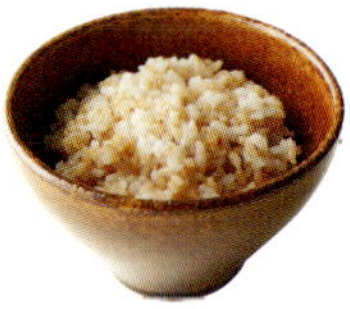

ごはん・めん類・パンには、副菜を合わせて

　この本で紹介しているごはん・めん類・パンなどの主食メニューには、肉、魚、卵、大豆製品などのたんぱく質食品と野菜を組み合わせています。そのため、68 ～ 77 ページのごはん・めん類・パンには、46 ～ 66 ページの小さなおかず 1 ～ 2 品を合わせれば栄養満点です。
　主食メニューは、ささっと作ることができるものが多いので、忙しいときや時間がないときにぴったりです。

主菜＆主食

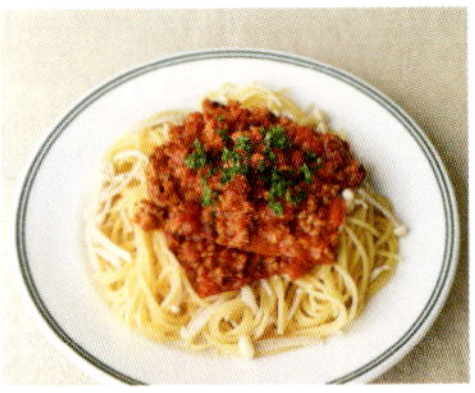

＋

副菜

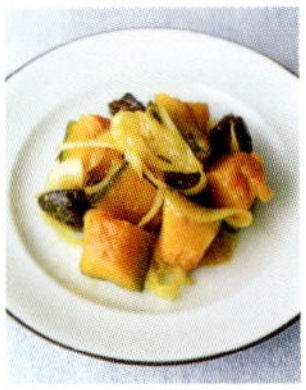

＋

副菜（または汁物）

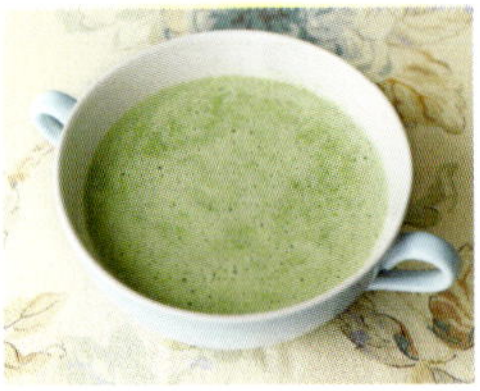

食事は楽しんで!!

一汁二菜にしたり、ごはん・めん類・パンに副菜 1 ～ 2 品を組み合わせたりと、バランスのよい食事が理想ですが、品数を増やすのはたいへんなことも。できる範囲でバランスのよい食事を心がけましょう！

かしこい献立の立て方

過敏性腸症候群の人のために、おかずの組み合わせ方を紹介しています。中食《なかしょく》や外食での注意点もおさえましょう。

中食や外食で、食物繊維をしっかり摂取するためのコツ

食物繊維が不足しがちな中食や外食。
不足しないためのメニュー選びを解説します。

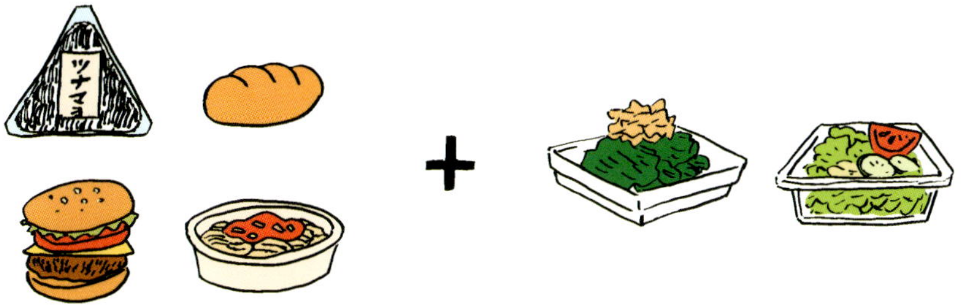

コンビニ編

おにぎりやパンには総菜を合わせる

おにぎりやパンなどの炭水化物だけでは食物繊維が不足します。食物繊維が豊富に含まれる野菜を使ったサラダやあえ物などの総菜を組み合わせましょう。具だくさんのスープもおすすめです。

ファストフード編

ハンバーガーにはサラダやスープを組み合わせて

ハンバーガーとフライドポテトでは、野菜は不足します。サラダや野菜のスープを注文するなどのくふうをしましょう。

外食編

和定食を選ぶ

主食、主菜、副菜がバランスよくそろう和定食を選ぶようにしましょう。副菜がついていない、少ないときは、別にあえ物などの小鉢を追加しましょう。

丼物よりもめん類を選ぶ

丼物よりも、そばやパスタのほうが食物繊維を多くとれます。めん類はできるだけ、野菜、きのこ、海藻などを具材に使っているものを選びましょう。野菜などがあまり入っていない、少ないときは、別にサラダなども注文しましょう。

朝食のおすすめ献立例

朝は忙しく、しっかり食べるのがむずかしいことも。ライフスタイルに合わせて献立を考えましょう。朝食で食物繊維があまりとれないときは、昼食や夕食で補います。

例1 主菜が肉料理

主菜

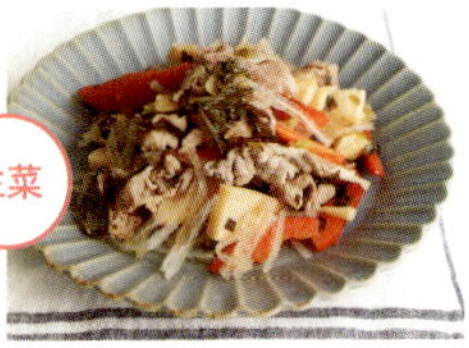

豚肉と竹の子の高菜いため

▶ 23 ページ　食物繊維 4.9g

＋

副菜

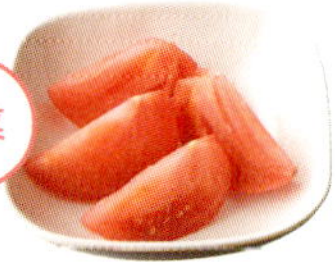

トマト½個（75g）

食物繊維 0.8g

＋

主食

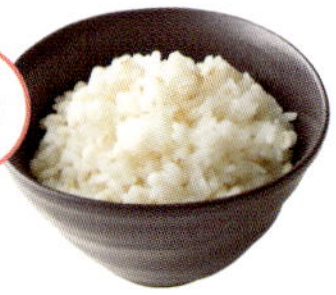

もち麦ごはん 150g

食物繊維 2.5g

＋

果物

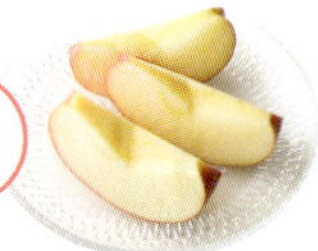

りんご¼個（皮つき 60g）

食物繊維 1.0g

合計	
【エネルギー】	【食物繊維】
573 kcal	9.2 g

例2 主菜が魚料理

主菜

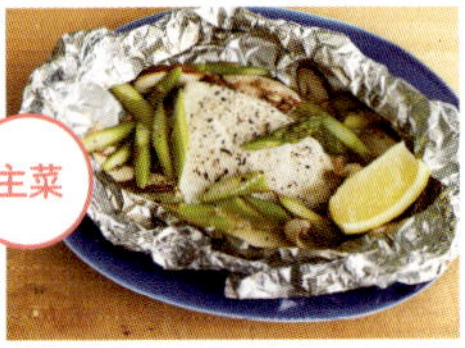

カジキとアスパラガス、しいたけのホイル焼き

▶ 31 ページ　食物繊維 1.5g

＋

副菜

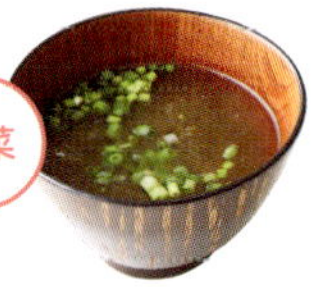

とろろこんぶとねぎのすまし汁

食物繊維 0.4g

＋

主食

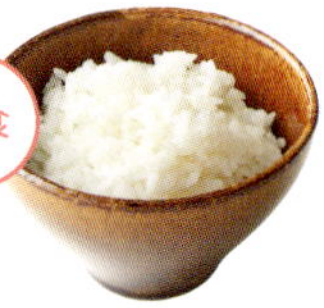

ごはん 150g

食物繊維 0.5g

合計	
【エネルギー】	【食物繊維】
473 kcal	2.4 g

例3 主菜が卵料理

主菜

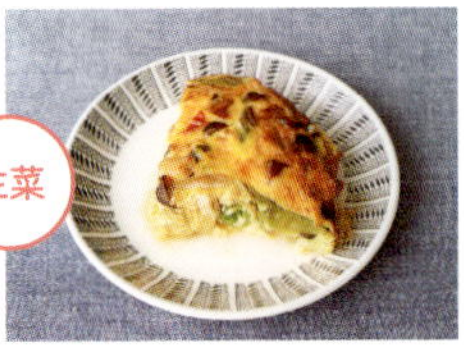

スナップえんどうとベーコンの皮なしキッシュ

▶ 38 ページ　食物繊維 1.5g

＋

副菜

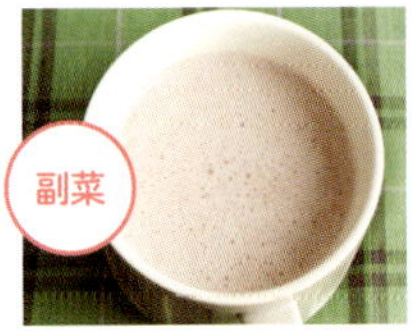

白いんげん豆のポタージュ

▶ 65 ページ　食物繊維 3.5g

＋

主食

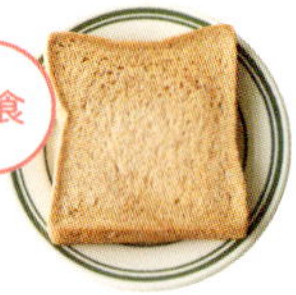

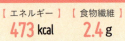

ライ麦パン 6 枚切り 1 枚（60g）

食物繊維 3.4g

合計	
【エネルギー】	【食物繊維】
514 kcal	8.4 g

例4 主菜が魚料理

主菜

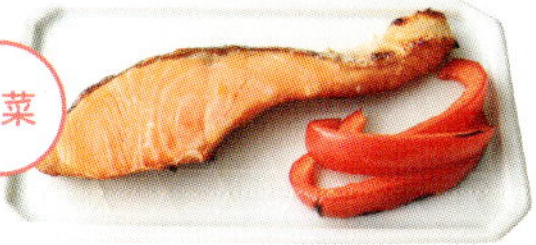

塩ザケ１切れ 65g

食物繊維 0.5g

＋

副菜

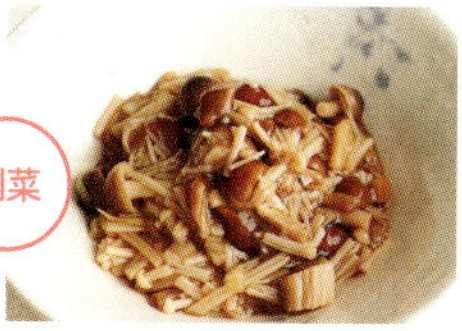

きのこのしぐれ煮

▶ 55 ページ　食物繊維 1.2g

＋

主食

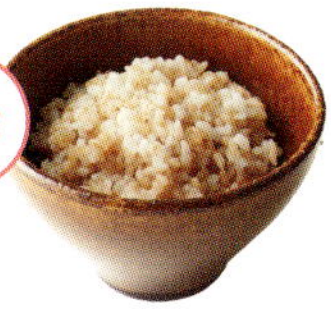

玄米ごはん 150g

食物繊維 2.1g

合計	
【エネルギー】	【食物繊維】
393 kcal	3.8 g

例5 主菜が卵料理

主菜

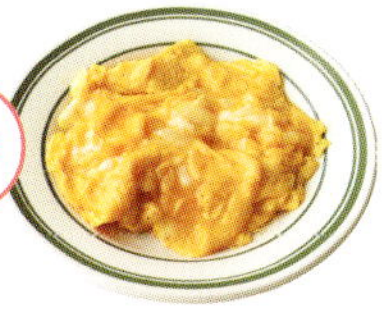

スクランブルエッグ

食物繊維 0g

＋

副菜

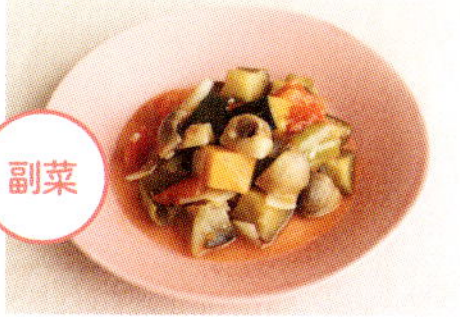

かぼちゃ入りラタトゥイユ

▶ 48 ページ　食物繊維 1.8g

＋

主食

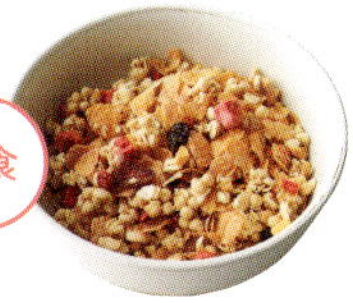

シリアル 40g

食物繊維 1.0g

合計	
【エネルギー】	【食物繊維】
397 kcal	2.8 g

例6 パンの献立

主菜&主食

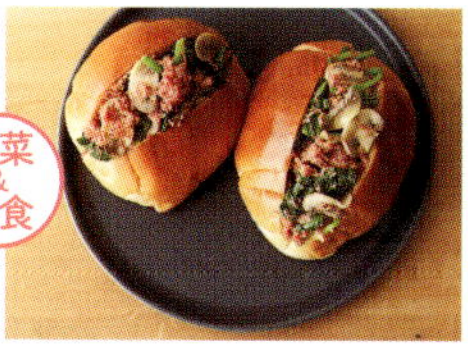

コンビーフとほうれん草、きのこのソテーサンド

▶ 77 ページ　食物繊維 3.3g

＋

スイーツ

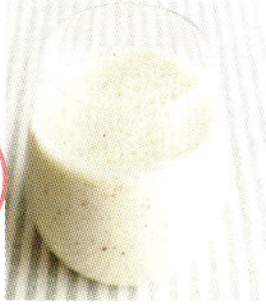

キウイスムージー

▶ 79 ページ　食物繊維 1.6g

合計	
【エネルギー】	【食物繊維】
572 kcal	4.9 g

昼食のおすすめ献立例

中食《なかしょく》や外食では、食物繊維が不足しがちなので、注意を。お弁当を持参するときにおすすめの献立例も紹介しています。

例1 主菜が肉料理

主菜

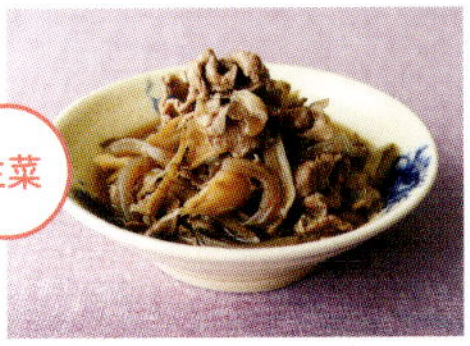

牛肉、ごぼう、まいたけのしぐれ煮
▶ 26 ページ　食物繊維 4.8g

＋

副菜

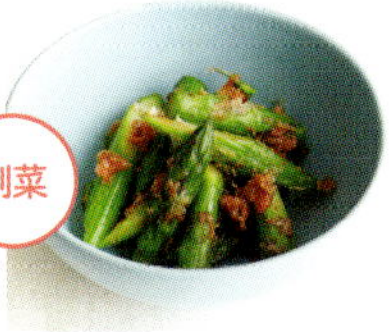

アスパラガスの梅肉あえ
▶ 51 ページ　食物繊維 0.8g

＋

副菜

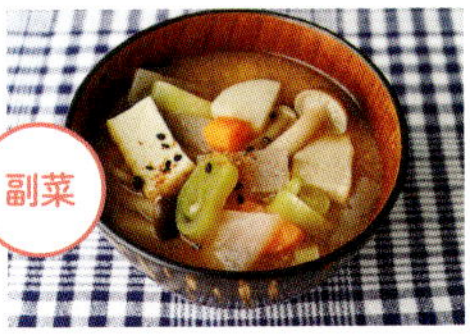

具だくさんみそ汁
▶ 66 ページ　食物繊維 3.4g

＋

主食

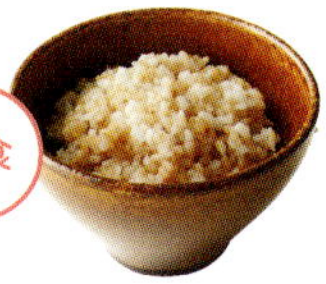

玄米ごはん 150g
食物繊維 2.1g

合計
【エネルギー】 735 kcal　【食物繊維】 11.1 g

例2 主菜が肉料理

お弁当におすすめ！

主菜

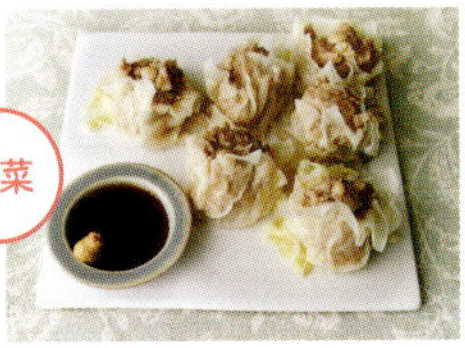

えのきたけ入りシューマイ
▶ 20 ページ　食物繊維 3.3g

＋

副菜

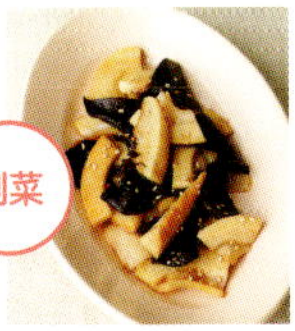

きくらげと竹の子のいため物
▶ 53 ページ　食物繊維 2.9g

＋

副菜

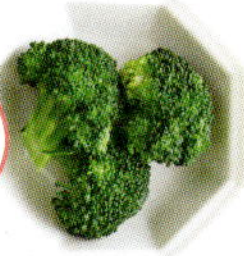

ゆでブロッコリー 60g
食物繊維 2.6g

＋

主食

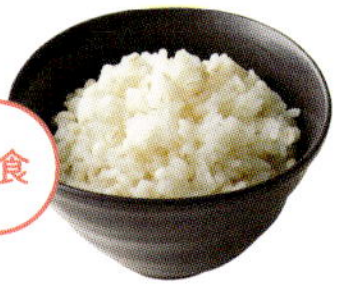

もち麦ごはん 150g
食物繊維 2.5g

合計
【エネルギー】 693 kcal　【食物繊維】 11.3 g

例3 主菜が魚料理

主菜

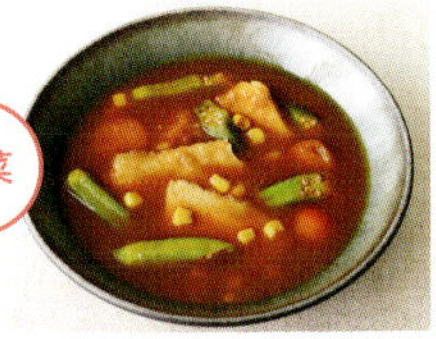

カジキとオクラ、とうもろこしのスープカレー
▶ 34 ページ　食物繊維 3.6g

＋

副菜

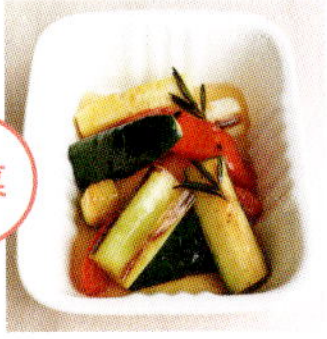

ミックスピクルス
▶ 49 ページ　食物繊維 1.2g

＋

主食

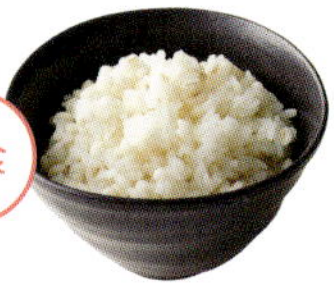

もち麦ごはん 150g
食物繊維 2.5g

合計
【エネルギー】 551 kcal　【食物繊維】 7.3 g

例4 主菜が卵料理

お弁当におすすめ！

主菜

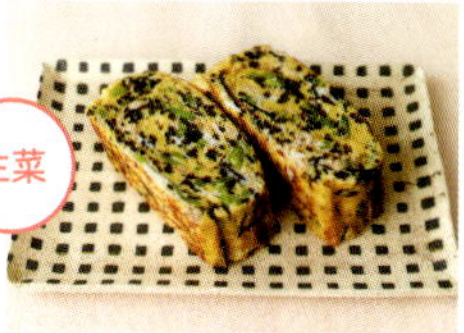

ひじきとひき肉の卵焼き
▶ 36 ページ　食物繊維 3.0g

＋

副菜

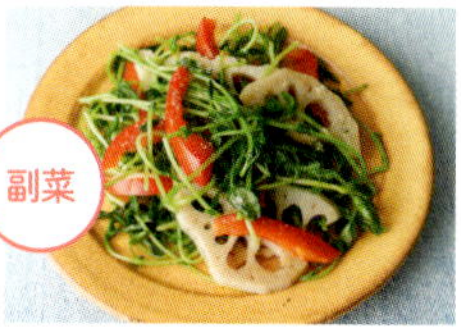

豆苗とれんこんの塩いため
▶ 46 ページ　食物繊維 2.4g

＋

副菜

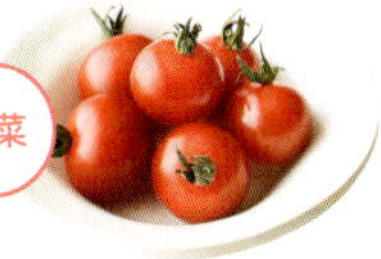

ミニトマト 50g
食物繊維 0.7g

＋

主食

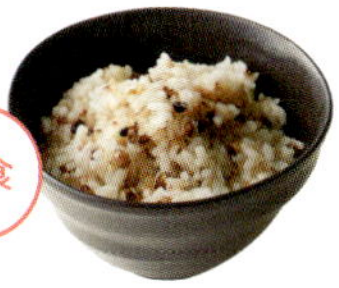

雑穀ごはん 150g
食物繊維 1.2g

合計	
【エネルギー】	【食物繊維】
604 kcal	7.3 g

例5 めん類の献立

主菜＆主食

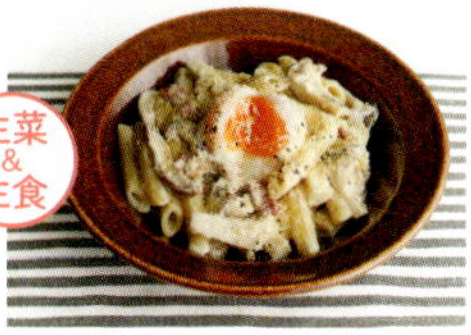

きのこクリームペンネ
▶ 75 ページ　食物繊維 4.5g

＋

副菜

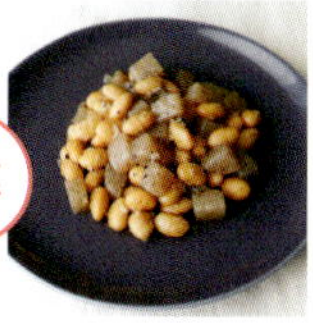

大豆のガーリックいため
▶ 61 ページ　食物繊維 2.3g

＋

副菜

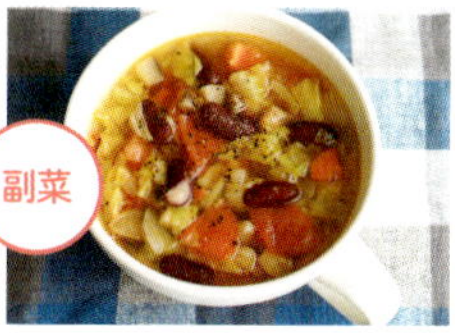

ミネストローネ
▶ 62 ページ　食物繊維 3.5g

合計	
【エネルギー】	【食物繊維】
852 kcal	10.3 g

例6 パンの献立

お弁当におすすめ！

主菜＆主食

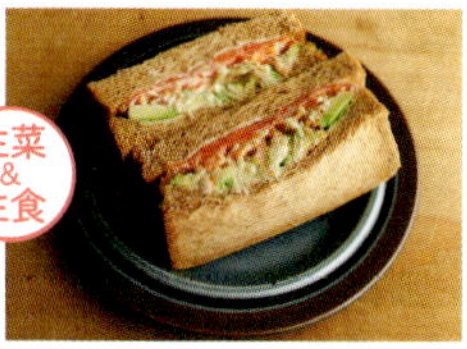

アボカドとごぼうのサンドイッチ
▶ 76 ページ　食物繊維 12.5g

＋

副菜

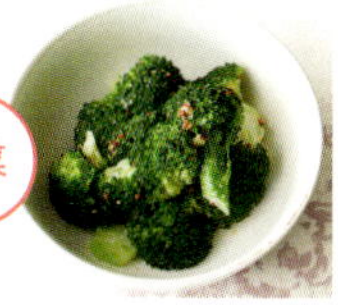

ブロッコリーのマスタードあえ
▶ 49 ページ　食物繊維 3.3g

＋

果物

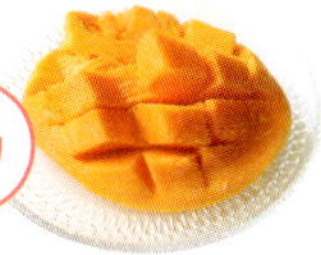

マンゴー ¼個 65g
食物繊維 0.8g

合計	
【エネルギー】	【食物繊維】
757 kcal	16.6 g

夕食のおすすめ献立例

調理時間を短縮しつつ、栄養バランスよく食事するには、夜は汁物をおすすめします。ポタージュは作りおきしておくとよいでしょう。

例1　主菜が肉料理

主菜

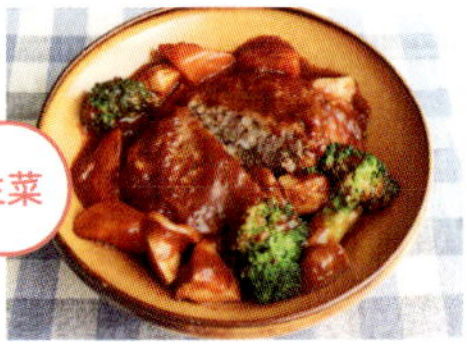

もち麦入り煮込みハンバーグ

▶ 21 ページ　食物繊維 7.1g

＋

副菜

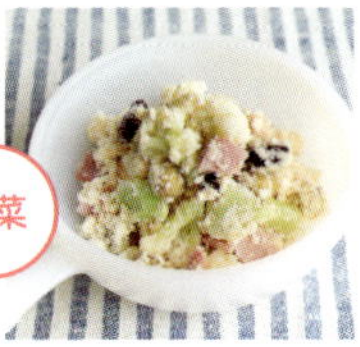

おからのポテトサラダ風

▶ 47 ページ　食物繊維 9.4g

＋

副菜

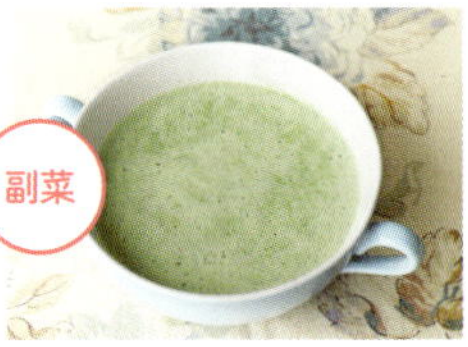

小松菜のポタージュ

▶ 64 ページ　食物繊維 1.2g

＋

主食

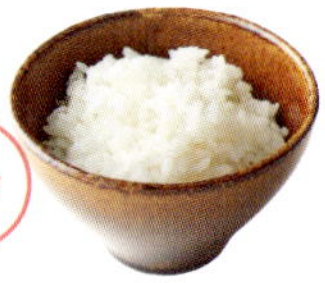

ごはん 150g

食物繊維 0.5g

合計

【エネルギー】	【食物繊維】
1027kcal	18.2 g

例2　主菜が魚料理

主菜

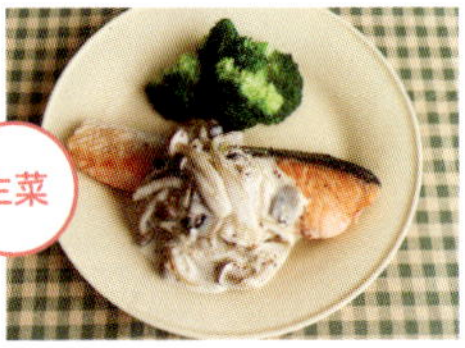

サケのムニエル

▶ 28 ページ　食物繊維 4.3g

＋

副菜

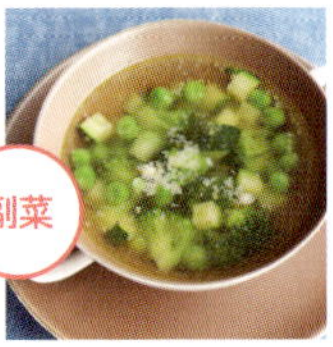

ブロッコリーとズッキーニのスープ

▶ 63 ページ　食物繊維 3.4g

＋

副菜

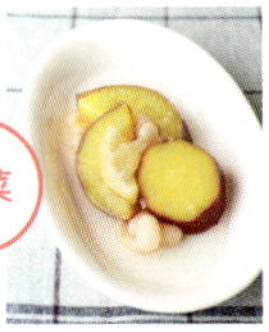

いんげん豆とさつま芋のレモン煮

▶ 60 ページ　食物繊維 2.9g

＋

主食

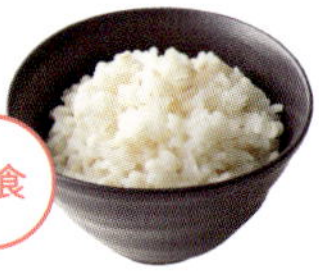

もち麦ごはん 150g

食物繊維 2.5g

合計

【エネルギー】	【食物繊維】
843 kcal	13.1 g

例3　主菜が豆腐料理

主菜

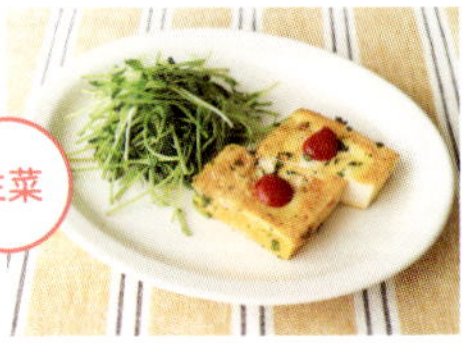

凍り豆腐のピカタ

▶ 41 ページ　食物繊維 2.3g

＋

副菜

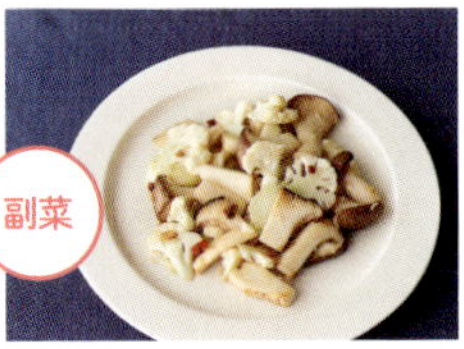

きのことカリフラワーのペペロンチーノ

▶ 54 ページ　食物繊維 2.6g

＋

副菜

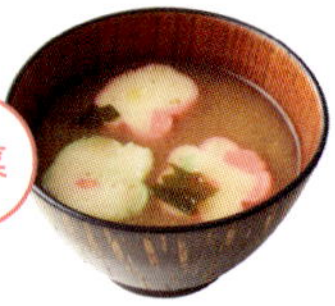

麩とわかめのみそ汁

食物繊維 0.9g

＋

主食

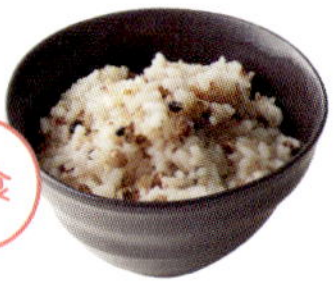

雑穀ごはん 150g

食物繊維 1.2g

合計

【エネルギー】	【食物繊維】
603 kcal	7.0 g

例6
めん類の献立

主菜&主食

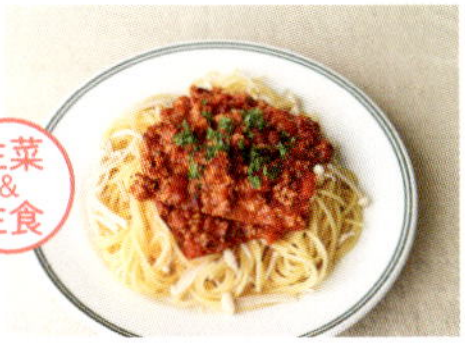

きんとき豆のミートソーススパゲティ

▶ 74 ページ　食物繊維 12.3g

＋

副菜

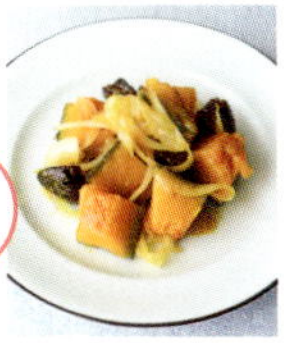

かぼちゃのカレー風味サラダ

▶ 47 ページ　食物繊維 3.8g

＋

副菜

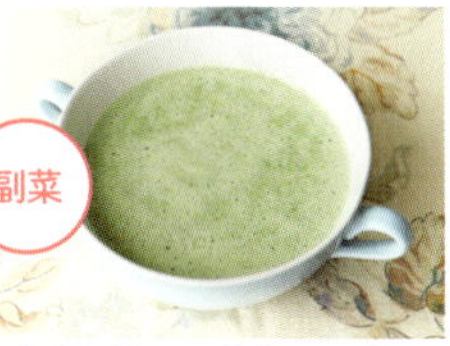

小松菜のポタージュ

▶ 64 ページ　食物繊維 1.2g

合計

【エネルギー】 824 kcal　【食物繊維】 17.3 g

例5
ごはんの献立

主菜&主食

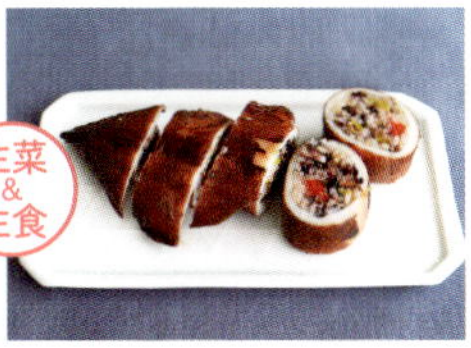

雑穀イカ飯

▶ 71 ページ　食物繊維 1.5g

＋

副菜

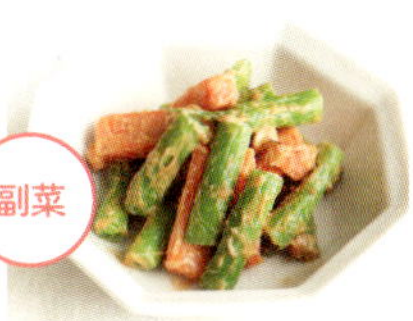

さやいんげんとにんじんのピーナッツバターあえ

▶ 51 ページ　食物繊維 2.7g

＋

副菜

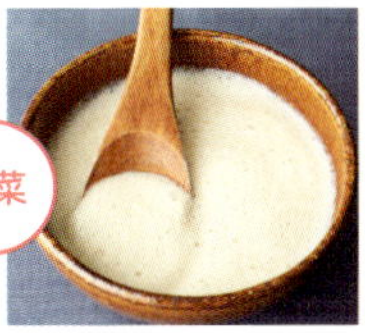

根菜の和風ポタージュ

▶ 65 ページ　食物繊維 1.4g

合計

【エネルギー】 468 kcal　【食物繊維】 5.6 g

例4
主菜が豆腐料理

主菜

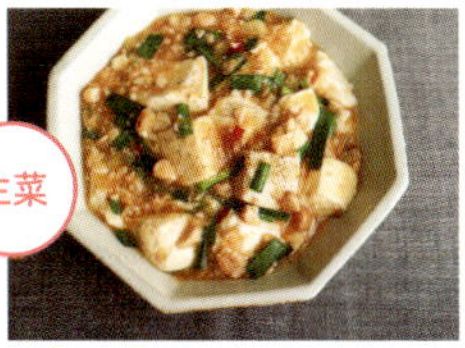

大豆の麻婆豆腐

▶ 39 ページ　食物繊維 5.2g

＋

副菜

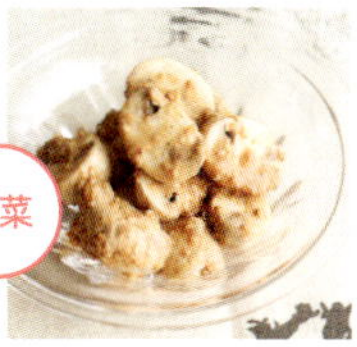

マッシュルームのごま酢あえ

▶ 53 ページ　食物繊維 2.3g

＋

副菜

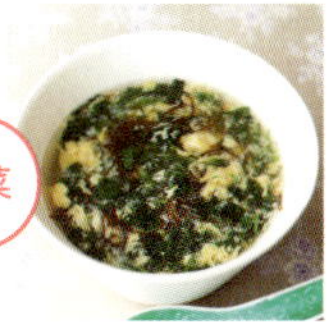

モロヘイヤのかきたまスープ

▶ 63 ページ　食物繊維 2.0g

＋

主食

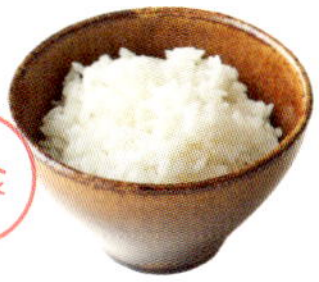

ごはん 150g

食物繊維 0.5g

合計

【エネルギー】 633 kcal　【食物繊維】 10.0 g

松枝先生、教えて！

過敏性腸症候群で気になるQ&A

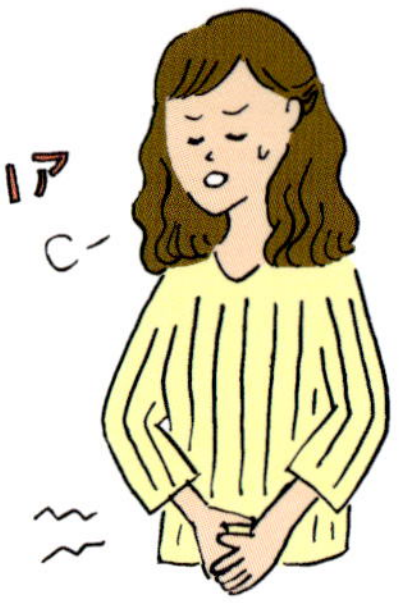

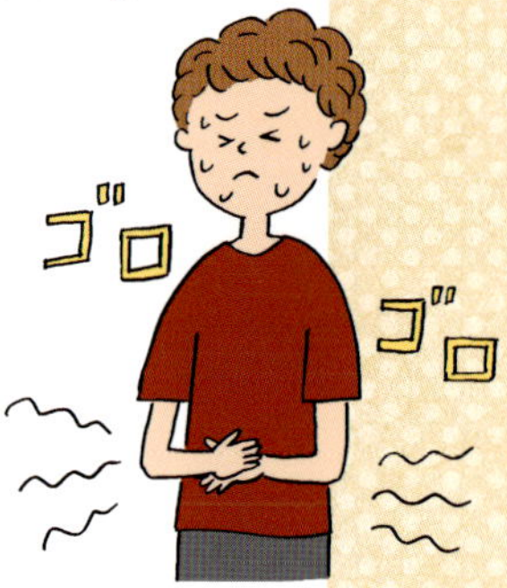

病気や食事療法に関する素朴な疑問や悩みについて
医師と管理栄養士がお答えします。

Q 運動もしたほうがよいですか？するならどのようなもの？

A 運動して汗ばむことが重要です。運動して体温が上昇すると、生命を守るために発汗します。すなわち、発汗により出た汗を蒸発させて発生する気化熱で体温を下げて生命を守ります。この発汗は、自律神経を介した反応で、人の意思では起こすことはできないので、運動が必要です。具体的には、大股《また》や早足の散歩を 20 分ほど行なうことで汗ばめば充分です。また、腰やひざが痛くて散歩ができない人は、いすにすわった状態で散歩のごとく手足をふる運動を 20 分以上、続けるようにしましょう。

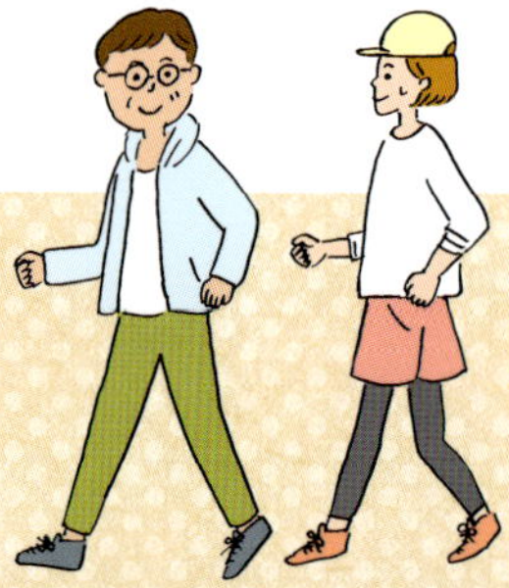

Q 過敏性腸症候群を完治させたいです。特効薬はありますか？

A 過敏性腸症候群は感受性がよい才能に対する反応なので病気と考えず、気楽に生活することで、症状は軽減します（75 点主義のすすめ・くわしくは2ページ）。最近は、過敏性腸症候群の下痢や便秘に対するよい薬もありますが、基本的には食物繊維を充分に摂取することが重要です。特にかんてんは下痢にも便秘にもよい食物繊維を多く含む食材です。食物繊維が充分にとれない人には人工繊維の処方薬がありますが、食物繊維が大多数の患者の症状を改善します。さらに、規則正しい生活習慣と適度な運動を守れば、完治に近い状態になるはずです。

Q 朝は忙しいうえ、トイレが気になって朝ごはんを食べていません。食べたほうがよいのでしょうか?

A ごはんを食べると、胃結腸反射（食事で胃が刺激されると結腸〈大腸〉の蠕動《ぜんどう》運動が生じる反射）が起こってトイレに行きたくなるものです。食事を抜いて空腹時間が長くなると、胃結腸反射が強くなり、下痢が起こりやすくなるので、1日3食を規則正しくとりましょう。朝食は食べてほしいですが、下痢の症状が強く、食後の通勤、通学に不安があるときは、会社や学校などで朝食をとるとよいでしょう。便秘型の人は胃結腸反射が便意を起こすきっかけになるので、ぜひボリュームのある朝食をとりましょう。朝、トイレに行けるよう、時間に余裕があるとよいですね。

Q お酒が大好きですが、毎日の晩酌はやめなければだめでしょうか?

A お酒は飲んでかまいませんが、できたら休肝日を設けたいもの。お酒には下剤の作用があるので、下痢型の人は控えめにしましょう。特に気をつけたいのはビール。冷えたものをゴクゴクとたくさん飲むと、ホップが腸を刺激して下痢を引き起こすので注意しましょう。便秘型の人はアルコールを飲むことで便通がよくなることもあります。

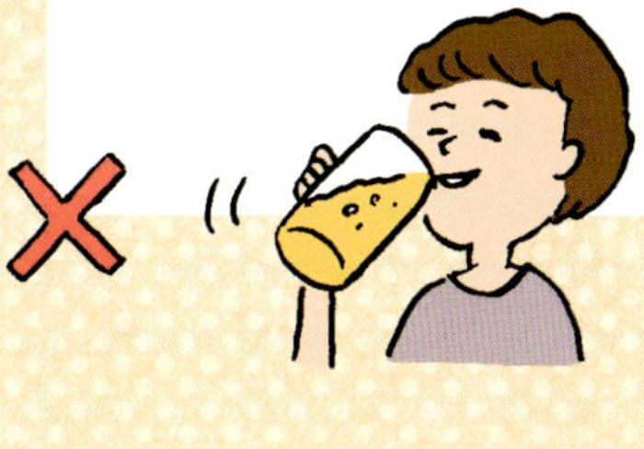

Q 食事を考えるのがストレスです。どうしたらよいですか?

A 過敏性腸症候群の場合、食べてはいけない食品は基本的にはありません。バランスのよい食事を規則正しくとることが理想ですが、あまり神経質にならず、食事を楽しみましょう。なお、下痢型の人は、乳糖を含む牛乳を避けることがあるほか、下痢がひどいときは注意が必要な場合もあります（くわしくは18ページ）。

Q 子どもの場合、特に気にすることはありますか?

A 過敏性腸症候群は大人だけの病気ではありません。私のクリニックには5歳から小学生、中学生の子どもたちが通院しています。子どもの場合に重要なのは、親の対応です。子どもの体に症状が実際に存在していても病院の検査などで異常がないと、仮病を疑ったり、また「がまんしなさい」「神経質すぎるのよ」などの言葉をかけたりするのは、子どもにとってはストレスを増加させるため、やめましょう。まず親が病気について正しく理解し、腹痛が起こる問題がなにか、その原因を解明しましょう。子どもには、規則正しい生活と適度な運動をさせるように心がけてください。

栄養成分値一覧

- 文部科学省「日本食品標準成分表 2015年版（七訂）」に基づいて算出しています。
  同書に記載のない食品は、それに近い食品（代用品）の数値で算出しました。
- 栄養成分値は1人分（1回分）あたりの値です。
- 市販品はメーカーから公表された成分値のみ合計しています。

肉のおかず

料理名	掲載 (ページ)	エネルギー (kcal)	たんぱく質 (g)	脂質 (g)	コレステロール (mg)	炭水化物 (g)	食物繊維総量 (g)	カリウム (mg)	カルシウム (mg)	鉄 (mg)	亜鉛 (mg)	ビタミンD (μg)	ビタミンB_1 (mg)	ビタミンB_2 (mg)	葉酸 (μg)	ビタミンC (mg)	食塩相当量 (g)
えのきたけ入りシューマイ	20	389	22.4	20.9	74	27.7	3.3	653	37	2.1	3.4	0.9	0.86	0.35	76	11	2.4
もち麦入り煮込みハンバーグ	21	446	21.3	23.5	54	39.3	7.1	839	50	2.0	3.6	0.6	0.56	0.41	147	54	2.7
アボカドの豚肉巻き焼きトマト添え	22	442	20.1	36.5	55	8.8	4.7	974	24	1.0	2.1	0.1	0.73	0.31	81	23	1.5
豚肉と竹の子の高菜いため	23	283	15.9	20.6	52	8.8	4.9	649	66	1.4	2.8	0.2	0.53	0.30	75	64	1.5
鶏肉と根菜の中国風煮	24	330	19.7	18.5	89	21.3	4.0	761	40	1.4	2.1	0.9	0.22	0.26	49	27	1.7
鶏肉とひよこ豆のスープ煮	25	310	21.1	18.4	90	13.7	5.3	558	40	1.2	1.8	0.3	0.16	0.17	95	44	1.1
牛肉、ごぼう、まいたけのしぐれ煮	26	365	15.2	26.1	54	17.4	4.8	792	56	1.5	4.3	2.3	0.12	0.26	73	5	2.4
牛肉と野菜の甘辛いため	27	317	19.8	20.0	52	14.4	4.3	738	110	2.7	4.1	0.1	0.21	0.34	165	14	2.4

魚・魚介のおかず

料理名	掲載 (ページ)	エネルギー (kcal)	たんぱく質 (g)	脂質 (g)	コレステロール (mg)	炭水化物 (g)	食物繊維総量 (g)	カリウム (mg)	カルシウム (mg)	鉄 (mg)	亜鉛 (mg)	ビタミンD (μg)	ビタミンB_1 (mg)	ビタミンB_2 (mg)	葉酸 (μg)	ビタミンC (mg)	食塩相当量 (g)
サケのムニエル	28	421	27.3	29.3	91	12.7	4.3	793	59	1.4	1.3	32.4	0.32	0.44	126	51	1.4
エビとエリンギのチリソースいため	29	167	15.1	7.3	96	11.9	3.0	491	55	1.5	1.3	0.6	0.12	0.17	101	6	1.5
白身魚のキムチわかめ蒸し	30	228	19.4	13.2	60	7.4	2.6	709	81	0.8	0.6	2.0	0.09	0.15	42	14	1.7
カジキとアスパラガス、しいたけのホイル焼き	31	214	21.0	12.6	85	3.6	1.5	625	14	0.9	1.1	8.9	0.15	0.20	111	11	0.6
イワシ団子とモロヘイヤの煮物	32	136	14.4	5.3	37	10.6	3.8	598	124	1.9	1.5	17.8	0.14	0.41	103	18	1.8
サバとなすのみそ煮	33	251	19.9	14.1	49	11.3	2.8	733	132	2.5	1.3	4.1	0.25	0.37	100	30	2.0
カジキとオクラ、とうもろこしのスープカレー	34	266	13.8	14.2	38	21.3	3.6	721	44	1.4	1.1	4.4	0.19	0.17	94	21	1.8
カツオのカルパッチョ	35	156	22.0	6.6	48	1.8	1.0	477	19	1.7	0.8	3.3	0.14	0.24	27	10	0.3

料理名	掲載 (ページ)	エネルギー (kcal)	たんぱく質 (g)	脂質 (g)	コレステロール (mg)	炭水化物 (g)	食物繊維総量 (g)	カリウム (mg)	カルシウム (mg)	鉄 (mg)	亜鉛 (mg)	ビタミンD (μg)	ビタミンB_1 (mg)	ビタミンB_2 (mg)	葉酸 (μg)	ビタミンC (mg)	食塩相当量 (g)
卵・豆腐のおかず																	
ひじきとひき肉の卵焼き	36	246	15.6	17.4	354	7.5	3.0	540	100	2.2	1.5	1.5	0.10	0.43	54	9	1.3
ブロッコリーと豆のスパニッシュオムレツ	37	360	21.8	26.0	451	9.4	5.6	584	166	3.0	2.7	2.1	0.21	0.75	176	60	1.4
スナップえんどうとベーコンの皮なしキッシュ	38	264	14.4	19.9	247	6.9	1.5	351	174	1.3	1.8	1.3	0.19	0.42	49	17	1.0
大豆の麻婆豆腐	39	266	17.7	16.0	1	12.6	5.2	475	199	2.7	1.6	0	0.13	0.09	52	5	2.3
ゴーヤーチャンプルー	40	254	12.6	19.6	18	7.6	5.0	478	118	1.6	1.4	0.3	0.28	0.16	79	42	1.1
凍り豆腐のピカタ	41	278	15.4	21.8	111	4.4	2.3	246	161	2.6	1.6	0.5	0.14	0.26	61	41	1.0
なべ料理																	
辛くない担々なべ	42	223	13.7	14.7	37	9.0	3.7	493	94	1.7	2.1	0.2	0.45	0.21	117	28	1.9
鶏肉と野菜のトマトなべ	43	314	21.9	17.9	89	17.8	4.8	1426	42	2.1	2.4	0.5	0.30	0.44	154	72	2.7
魚介のエスニック風なべ	44	146	25.2	0.7	119	9.9	2.0	662	75	1.3	1.3	0.8	0.16	0.24	101	112	2.1
野菜のおかず																	
豆苗とれんこんの塩いため	46	90	2.5	6.3	0	7.0	2.4	317	23	0.7	0.3	0	0.15	0.16	59	77	0.3
おからのポテトサラダ風	47	256	10.7	16.9	25	15.9	9.4	500	70	1.6	1.2	0.2	0.26	0.11	57	42	1.0
かぼちゃのカレー風味サラダ	47	164	1.9	6.6	0	25.3	3.8	423	21	0.6	0.3	0	0.07	0.08	34	34	0.5
かぼちゃ入りラタトゥイユ	48	45	1.2	1.7	0	7.2	1.8	242	12	0.3	0.2	0	0.05	0.05	27	19	0.4
ブロッコリーのマスタードあえ	49	64	3.7	4.2	6	4.6	3.3	280	36	0.9	0.6	0	0.12	0.16	158	90	0.4
ミックスピクルス	49	46	0.9	2.1	0	6.7	1.2	185	16	0.3	0.2	0	0.04	0.05	38	43	0.3
ミックスゆで野菜	50	18	1.2	0.1	0	4.0	1.5	180	22	0.4	0.2	0	0.06	0.07	56	6	0
さやいんげんとにんじんのピーナッツバターあえ	51	122	5.1	7.7	0	8.9	2.7	323	38	0.7	0.6	0	0.08	0.09	43	7	0.7
アスパラガスの梅肉あえ	51	13	1.7	0.1	1	2.0	0.8	131	10	0.4	0.2	0	0.06	0.07	76	6	0.5

料理名	掲載 (ページ)	エネルギー (kcal)	たんぱく質 (g)	脂質 (g)	コレステロール (mg)	炭水化物 (g)	食物繊維総量 (g)	カリウム (mg)	カルシウム (mg)	鉄 (mg)	亜鉛 (mg)	ビタミンD (μg)	ビタミンB_1 (mg)	ビタミンB_2 (mg)	葉酸 (μg)	ビタミンC (mg)	食塩相当量 (g)
きのこのおかず																	
焼きしいたけと春菊ののりあえ	52	28	3.0	0.3	0	6.7	3.4	368	66	1.2	0.5	0.1	0.10	0.18	138	13	0.8
きくらげと竹の子のいため物	53	45	2.5	2.4	0	5.2	2.9	277	22	1.0	0.7	1.7	0.03	0.07	35	4	0.8
マッシュルームのごま酢あえ	53	58	3.7	4.5	0	3.2	2.3	302	75	0.9	0.7	0.2	0.08	0.24	31	0	0.7
きのことカリフラワーのペペロンチーノ	54	49	2.7	3.4	1	4.8	2.6	288	9	0.4	0.5	0.6	0.07	0.15	58	20	0.5
きのこのしぐれ煮	55	16	1.2	0.1	0	4.6	1.2	126	2	0.3	0.2	0.2	0.05	0.06	21	0	0.7
きのこのマリネ	55	74	1.5	6.9	0	2.9	1.7	172	1	0.2	0.3	0.4	0.05	0.12	25	0	0.1
きのこの塩いため	56	23	1.3	1.7	0	2.7	1.9	154	0	0.2	0.4	0.8	0.06	0.10	24	0	0.5
きのこのキムチあえ	57	33	2.0	1.7	0	4.5	2.5	233	12	0.3	0.4	0.8	0.07	0.13	34	6	1.0
きのこと豆のサラダ	57	97	4.2	5.9	1	8.7	4.2	262	23	0.6	0.8	0.8	0.11	0.12	36	0	0.7
海藻・豆のおかず																	
わかめと野菜のかんてん寄せ	58	27	1.4	0.3	0	3.4	1.4	155	19	0.3	0.1	0	0.03	0.05	22	27	0.8
切りこんぶと大豆の煮物	59	24	1.3	0.4	0	4.2	2.0	266	37	0.4	0.2	0	0.01	0.02	7	0	0.4
ひじきとしいたけの梅煮	59	25	1.4	1.4	0	3.4	1.8	202	38	0.3	0.2	0.1	0.01	0.03	6	0	0.3
ひよこ豆のスパイシーサラダ	60	79	2.0	3.6	0	10.1	2.7	118	12	0.4	0.3	0	0.04	0.04	34	49	0.2
いんげん豆とさつま芋のレモン煮	60	101	1.4	0.3	0	23.4	2.9	205	25	0.4	0.2	0	0.06	0.02	23	13	0
切りこんぶのうの花煮	61	50	2.1	2.6	0	4.7	2.7	271	34	0.5	0.2	0	0.03	0.02	9	0	0.5
大豆のガーリックいため	61	66	3.3	4.7	0	2.9	2.3	77	36	0.6	0.3	0	0	0.01	4	0	0.2
スープ																	
ミネストローネ	62	70	2.4	3.0	0	9.1	3.5	302	27	0.5	0.3	0	0.07	0.07	36	15	0.8
モロヘイヤのかきたまスープ	63	57	5.0	2.9	111	3.1	2.0	207	93	1.0	0.6	0.5	0.07	0.25	85	18	1.4
ブロッコリーとズッキーニのスープ	63	82	3.7	4.7	1	6.8	3.4	261	35	0.8	0.7	0	0.15	0.11	81	40	1.3
小松菜のポタージュ	64	73	2.7	3.7	6	7.8	1.2	225	103	0.7	0.3	0.2	0.05	0.11	32	11	0.8

料理名	掲載 (ページ)	エネルギー (kcal)	たんぱく質 (g)	脂質 (g)	コレステロール (mg)	炭水化物 (g)	食物繊維総量 (g)	カリウム (mg)	カルシウム (mg)	鉄 (mg)	亜鉛 (mg)	ビタミンD (μg)	ビタミンB1 (mg)	ビタミンB2 (mg)	葉酸 (μg)	ビタミンC (mg)	食塩相当量 (g)
スープ																	
白いんげん豆のポタージュ	65	92	4.1	3.8	6	10.3	3.5	218	76	0.5	0.5	0.2	0.07	0.10	13	2	0.8
根菜の和風ポタージュ	65	55	2.7	2.1	0	6.5	1.4	281	21	0.8	0.3	0	0.04	0.03	37	3	0.3
具だくさんみそ汁	66	109	6.6	4.5	0	11.7	3.4	582	126	1.7	0.7	0.1	0.11	0.08	51	8	1.5
ごはん																	
キムチチャーハン	68	576	19.6	21.0	237	74.4	4.2	357	50	1.9	2.1	1.1	0.36	0.35	53	14	2.2
さつま芋と切りこんぶ、豚肉の炊き込みごはん	69	429	12.3	8.9	26	74.0	4.0	796	70	1.6	2.4	0.1	0.46	0.14	35	10	1.3
ミックスビーンズのピラフ	70	324	14.8	14.2	243	32.3	2.6	263	44	1.8	1.9	1.0	0.21	0.29	40	1	1.0
雑穀イカ飯	71	291	28.7	1.8	325	40.0	1.5	650	30	1.0	2.8	0.4	0.20	0.14	44	40	2.9
めん類																	
ぶっかけモロヘイヤそば	72	414	19.7	5.0	0	74.7	10.2	1003	200	3.6	2.0	0	0.32	0.48	205	40	3.9
しらたき野菜ラーメン	73	553	20.9	20.4	35	73.1	6.8	737	121	3.1	2.2	1.9	0.41	0.30	165	28	4.3
きんとき豆のミートソーススパゲティ	74	587	24.7	17.5	36	80.8	12.3	993	64	3.8	3.9	0.5	0.66	0.30	87	14	1.9
きのこクリームペンネ	75	716	24.0	40.6	364	61.9	4.5	579	184	2.5	3.3	2.3	0.37	0.58	75	7	2.4
パン																	
アボカドとごぼうのサンドイッチ	76	651	24.4	29.4	52	74.1	12.5	996	66	2.7	2.6	11.3	0.39	0.38	129	13	3.5
コンビーフとほうれん草、きのこのソテーサンド	77	378	18.0	20.1	47	32.4	3.3	578	62	3.3	3.0	0.2	0.14	0.30	139	18	2.0
簡単スイーツ																	
バナナブルーベリーマフィン（1個分）	78	187	3.3	7.1	56	28.1	1.8	121	24	0.3	0.2	0.2	0.03	0.06	11	4	0.3
キウイスムージー	79	194	4.8	3.3	13	39.3	1.6	495	144	0.3	0.6	0	0.07	0.18	41	38	0.1
かんてんとレンズ豆のチェー	79	344	9.7	19.0	4	38.9	6.5	723	96	3.1	1.6	0	0.13	0.12	22	1	0
甘酒豆乳きな粉かんてん	80	167	8.1	4.0	0	26.0	3.5	351	34	2.0	0.9	0	0.05	0.07	53	0	0.2
りんごとプルーンのワイン煮	80	108	0.6	0.2	0	28.9	2.3	186	11	0.3	0.2	0	0.02	0.02	3	5	0

STAFF

カバー・表紙・大扉デザイン	鈴木住枝 (Concent,Inc)
本文デザイン・DTP	五味朋代 (フレーズ)
撮影	原 ヒデトシ
	松園多聞 (11〜17ページ)
スタイリング	浜田恵子
調理アシスタント	徳丸美沙 (スタジオ食)
イラスト	tent
校閲	くすのき舎
編集	平山祐子

食事療法 おいしく続けるシリーズ

おかずレパートリー
過敏性腸症候群
急な下痢 つらい便秘

2018年9月10日 初版第1刷発行

著 者	松枝 啓、牧野直子
発行者	香川明夫
発行所	女子栄養大学出版部
	〒170-8481
	東京都豊島区駒込3-24-3
	電話 03-3918-5411 (営業)
	03-3918-5301 (編集)
	ホームページ
	http://www.eiyo21.com
振 替	00160-3-84647
印刷・製本	凸版印刷株式会社

＊乱丁本、落丁本はお取り替えいたします。
＊本書の内容の無断転載、複写を禁じます。
また、本書を代行業者等の第三者に依頼して電子複製を行うことは
一切認められておりません。

ISBN 978-4-7895-1868-0
ⓒ Kei Matsueda,Naoko Makino 2018
Printed in japan

著者プロフィール

■監修

松枝 啓 (まつえだ・けい)

　医療法人社団さくらライフ「さくらライフ錦糸クリニック」院長、医学博士。岡山大学医学部卒業。国立国際医療研究センター国府台病院院長を定年退職後、数々の名誉職を辞退して「医療の原点に戻りたい」と現職。地域の赤ひげ先生を目指している。

　消化器疾患の治療の世界的な権威と讃えられる。その原点は1973年、アメリカはシカゴの病院勤務時代に恩師カースナー教授に出会ったことにある。潰瘍性大腸炎やクローン病の大家でありながら、当時はだれも診察したがらなかった過敏性腸症候群の治療にも心血を注ぐ姿に大きな感銘を受ける。

　自身も便秘型の過敏性腸症候群であり、「患者と医者のコミュニケーションがなによりの薬」を信条に、診察には時間をかける。おもな著書に『食事療法はじめの一歩シリーズ　過敏性腸症候群の安心ごはん』(女子栄養大学出版部)がある。

■栄養指導・料理・栄養価計算

牧野直子 (まきの・なおこ)

　スタジオ食主宰、管理栄養士。女子栄養大学生涯学習講師、日本肥満学会会員、日本食育学会会員・評議員。

　女子栄養大学在学中より栄養指導や教育に携わる。独立後は「生活習慣病や肥満の予防・改善のための食生活や栄養の情報をわかりやすく提供する」、「家族みんなが楽しめるヘルシーで簡単でおいしいレシピを提案する」をモットーに活動の幅を広げる。

　著書・共著に『元気塾弁』『ダイエットのためのカロリーガイド』『エネルギー早わかり』『塩分早わかり』『腎臓病の食品早わかり』ほか(以上、女子栄養大学出版部)、『世界一やさしい！栄養素図鑑』(新星出版社)、『ゆる塩レシピ』(学研プラス)ほか。